CONSIDÉRATIONS

SUR LA

SUPERFOETATION

PAR

Théodore GANAHL

DOCTEUR EN MÉDECINE

———◇◇◇◇◇———

PARIS

LOUIS LECLERC, LIBRAIRE-ÉDITEUR

14, RUE DE L'ÉCOLE-DE-MÉDECINE

1867

CONSIDÉRATIONS

SUR LA

6629

SUPERFOETATION

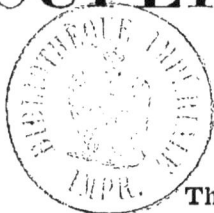

PAR

Théodore GANAHL

DOCTEUR EN MÉDECINE

———— ⬦⬦⬦⬦◈⬦⬦⬦⬦ ————

PARIS

LOUIS LECLERC, LIBRAIRE-ÉDITEUR

14, RUE DE L'ÉCOLE-DE-MÉDECINE

—

1867

A. PARENT, imprimeur de la Faculté de Médecine, rue Mr-le-Prince, 31.

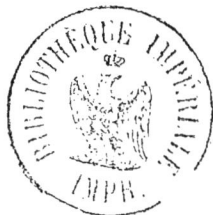

À LA MÉMOIRE DE MON EXCELLENT MAÎTRE ET AMI

M. VICTOR DUMAY

PROFESEUR PARTICULIER D'ANATOMIE CHIRURGICALE ET DE MÉDECINE OPÉRATOIRE.

Mort victime de son dévouement pour les élèves.

L'accueil si bienveillant que ce petit travail a reçu de la part de Messieurs mes Juges lorsque tout récemment je l'ai présenté comme thèse inaugurale m'a encouragé à le faire réimprimer.

Je saisis cette occasion pour témoigner à Messieurs les Professeurs et Agrégés de la Faculté de médecine mes sentiments de vive reconnaissance pour les nombreuses marques de bienveillance dont ils m'ont toujours honoré dans le cours de mes études.

*Je remercie aussi cordialement Messieurs les Professeurs parti-
culiers de l'École pratique, qui, en me guidant dans mes premières études m'ont mis à même de suivre avec plus de fruit
les leçons de mes excellents maîtres de l'École de médecine et
des hôpitaux.*

CONSIDÉRATIONS

SUR LA

SUPERFOETATION

Tout le monde sait que la grossesse multiple ou multifœtale est la règle chez beaucoup d'animaux et que chez certaines espèces, le nombre de petits mis au monde à chaque portée peut même être assez considérable, puisqu'on le voit s'élever jusqu'à dix, douze et même au delà.

Pour l'homme, au contraire, de même que pour quelques autres mammifères, c'est la grossesse simple ou unifœtale qui constitue l'état normal.

Mais dans chacune de ces deux catégories on peut rencontrer des individus exceptionnels chez lesquels les rôles sous ce rapport semblent en quelque sorte s'intervertir.

C'est ainsi que dans les espèces à grossesse habituellement multifœtale et même parmi les plus remarquables, au point de vue du nombre considérable de petits auxquels elles donnent ordinairement naissance à chaque portée, on peut rencontrer certaines femelles qui n'en mettent au monde qu'un seul, tandis que dans les espèces à grossesse généralement unifœtale on observe quelquefois des cas de grossesse multiple.

Pour l'espèce humaine notamment, la grossesse double

Ganahl.   1 n'est pas un phénomène très-rare puisqu'on l'observe à peu près dans la proportion de 12 à 15 sur 1,000.

La grossesse triple ou à 3 enfants ne constitue pas encore un fait d'une rareté excessive. Car, sur le nombre total de 13,360,559 naissances qui ont eu lieu en Prusse dans un espace de 24 ans (de 1826 à 1849 inclusivement) il y en a eu 1689 exemples, ce qui donne la proportion de 1 cas sur environ 8,000 (1 : 7,910).

La grossesse à 4 enfants sur ce même nombre de 13,360,557 de naissances ne s'est rencontrée que 36 fois, ce qui fait 1 cas sur 371,126, c'est-à-dire un peu moins de 3 cas sur un million.

Quant aux grossesses à 5 enfants, ce même relevé portant sur presque 13 millions et demi de naissances n'en contient pas un seul exemple. Cependant on connaît quelques cas de cette nature qui sont parfaitement authentiques.

Mais pour ce qui concerne certaines histoires relatives à des prétendus faits dans lesquels le chiffre 5 aurait été dépassé, et même de beaucoup, elles ne méritent aucune croyance. C'est d'ailleurs une question de peu d'importance à l'égard du sujet que j'ai l'intention de traiter ici. Car je me suis proposé uniquement de rechercher si dans les cas de grossesse multiple chez l'espèce humaine il y a eu fécondation d'autant d'ovules qu'il existe de fœtus, comme cela arrive ordinairement pour les animaux à grossesse multifœtale, et ensuite, si dans ce cas la fécondation de ces ovules a été simultanée, comme cela peut avoir lieu pour les animaux, ou bien successive, en un mot, s'il existe ou non des faits de superfœtation.

Pour ce qui concerne le premier de ces points, il convient avant tout de se rappeler les diverses variétés qu'en cas de grossesse gémellaire on peut rencontrer quant à la disposition anatomique des œufs.

Il y a d'abord le cas où il existe deux œufs complets, chaque fœtus ayant, outre son liquide amniotique et son cordon, aussi un placenta et des membranes parfaitement distincts, de sorte que les fœtus sont renfermés dans deux cavités séparées l'une de l'autre au moyen d'une cloison membraneuse à quatre feuillets constitués par deux chorions et deux amnios. Les deux placentas dans cette variété sont tantôt complétement distincts l'un de l'autre, tantôt, au contraire, ils sont soudés par un de leurs bords, de manière à ne former qu'une masse unique, mais dans laquelle il n'y a aucune communication entre les vaisseaux des deux fœtus.

Vient ensuite le cas où il n'existe plus pour les deux fœtus qu'un chorion commun avec deux amnios, de sorte que les fœtus sont encore renfermés dans deux cavités distinctes, mais dont la cloison de séparation n'est plus formée que par deux feuillets membraneux constitués par les deux amnios. Dans ce cas non-seulement les placentas des deux fœtus se trouvent généralement réunis en une seule masse, mais il existe en outre le plus souvent, sinon toujours, dans cette masse des communications vasculaires entre les deux fœtus.

Enfin se présente le cas dans lequel il y a un seul chorion et un seul amnios communs aux deux fœtus, de sorte que les deux sont renfermés dans une seule et même cavité. Dans ce dernier cas les connexions entre les deux fœtus au lieu de se borner simplement à des communications vasculaires dans le placenta, peuvent s'étendre jusqu'à leurs cordons et même jusqu'à leurs corps, qui peuvent être soudés l'un à l'autre dans une étendue plus ou moins considérable.

Or, pour la deuxième et la troisième de ces variétés, c'est-à-dire celle à un seul chorion avec deux amnios et celle à un seul chorion et un seul amnios, le problème reste encore à résoudre. Il n'en est pas ainsi pour la première.

Pour celle-ci tout le monde s'accorde à admettre que la grossesse gémellaire est le résultat de la fécondation et du développement consécutif de deux ovules. Et c'est justement cette variété qui est de beaucoup la plus fréquente.

En effet, sur 125 cas que le professeur Spaeth a examinés à ce point de vue, c'est elle qu'on a trouvée 95 fois, tandis qu'on n'a rencontré que 28 fois la variété à un seul chorion et deux amnios, et *deux fois seulement* la variété à un seul chorion et un seul amnios. (*Zeitschrift der Gesellschaft der Ærzte zu* Wien, 1860.)

Il est donc permis d'affirmer qu'au moins dans la plupart des cas la grossesse gémellaire est certainement le résultat de la fécondation de deux ovules. Mais ces ovules peuvent provenir de deux vésicules de Graaf ou à la rigueur d'une seule, puisque nous savons qu'on peut rencontrer des vésicules de Graaf contenant deux ovules. Quand ils proviennent de deux vésicules distinctes, celles-ci peuvent appartenir à un seul ovaire ou bien chacune à un ovaire différent.

Dans les cas où il s'agit de deux ovules provenant de la même vésicule de Graaf, il est tout naturel d'admettre que leur fécondation doit s'opérer simultanément. Mais, quand ils proviennent de vésicules distinctes, les choses pourraient, à la rigueur, se passer

autrement. Alors on comprendrait très-bien que leur
fécondation pourrait être successive et séparée par un
intervalle de plus ou moins longue durée, qu'il pourrait y avoir, en un mot, superfœtation, ou, pour parler
d'une manière plus générale, superimprégnation, dans
laquelle on a distingué la simple superfécondation
(*Ueberschwaengerung* des Allemands) et la superfœtation
proprement dite (*Ueberfruchtung* des Allemands).

On appelle, en effet, superfécondation le cas dans
lequel il ne s'écoulerait, entre les deux fécondations,
qu'un intervalle assez court, et superfœtation celui où
cet intervalle serait assez long. Mais malheureusement
les auteurs sont loin de s'expliquer nettement sur la
signification précise de ces deux termes. Il y en a même
beaucoup qui, sans doute, pour ne pas se compromettre, ont complétement négligé de se prononcer à
cet égard. D'autres se sont basés, ou bien sur des faits
purement imaginaires, comme l'organisation de cette
membrane prétendue de nouvelle formation qui consti-
tuerait la caduque, ou bien sur des faits dont on n'a
pas encore pu fixer au juste (au moins pour l'espèce humaine) le moment précis auquel ils s'accomplissent,
comme l'arrivée de l'ovule fécondé dans la cavité utérine, ou bien celui auquel les villosités choriales péné-
trées par les divisions des vaisseaux allantoïdiens éta-
blissent des connexions vasculaires entre l'œuf fécondé
et l'organisme maternel.

Dans ces derniers temps le professeur Kussmaul a
établi une distinction basée sur une considération physiologique très-importante.

Il désigne sous le nom de superfécondation le cas où
les deux fécondations successives s'opèrent dans la

même période d'ovulation et il réserve le nom de superfœtation au cas dans lequel la seconde fécondation
s'effectuerait dans une période d'ovulation ultérieure à
celle où a eu lieu la première.

En théorie, cette manière d'envisager les choses paraît certainement très-rationnelle. Cependant il ne faudrait pas trop la prendre à la lettre.

Supposons une femme qui aurait été fécondée une première fois deux ou trois jours seulement avant le moment où elle devait avoir ses règles, et chez laquelle
10 jours seulement après cette première conception une
nouvelle fécondation s'opérerait, on ne pourrait vraiment
pas dire que les deux fécondations, quoique séparées par
un intervalle de 10 jours seulement, se seraient effectuées dans la même période d'ovulation, tandis que chez
une autre chez laquelle la première fécondation aurait
eu lieu immédiatement après une époque menstruelle
et la seconde 3 semaines plus tard, les deux, quoique
séparées par un intervalle beaucoup plus considérable,
se seraient accomplies dans la même période d'ovulation.

Ce n'est pas tout. En supposant que les deux fécondations aient eu lieu bien réellement dans une même période d'ovulation, ne pourrait-on pas admettre que pour
l'un des ovules, les excitations génitales aient hâté sa
maturité, laquelle, en leur absence, ne se serait ache-
vée que dans une prochaine période d'ovulation? Pour
l'espèce humaine surtout la possibilité de ce cas se comprendrait très-bien.

Mais je ne veux pas ici insister davantage sur ce point,
sur lequel j'aurai encore plus loin l'occasion de revenir un peu.

Je passe donc à la question principale, celle de la possibilité de deux fécondations s'opérant successivement chez la même personne à des intervalles plus ou moins considérables.

Si à cet égard nous interrogeons d'abord les auteurs, nous constatons malheureusement que de tout temps les plus grandes divergences ont régné parmi eux, les uns admettant la superfœtation comme un fait non-seulement possible, mais même habituel dans les cas de grossesse gémellaire, les autres, au contraire, la niant d'une manière à peu près absolue.

Si l'on examine avec quelque attention les raisons que les partisans et les adversaires de la superfœtation ont fait valoir en faveur de leurs opinions respectives, on ne tarde pas à s'apercevoir que ceux-ci, pour en contester non-seulement la réalité mais même la possibilité théorique, ont été guidés principalement par des vues *a priori* qui sont bien loin d'avoir la valeur que leurs auteurs leur attribuent; et que ceux-là ont regardé comme exemples de superfœtation, un grand nombre de faits qui pour la plupart sont succeptibles de recevoir tout naturellement une interprétation complétement différente.

Quels sont en effet les raisons invoquées contre la possibilité de la superfœtation? ce sont : le resserrement du col de l'utérus et notamment de son orifice supérieur, l'agglutination des lèvres du museau de tanche par le bouchon gélatineux, l'implantation du placenta au fond de l'utérus où il devrait, suivant l'imagination de certains auteurs, nécessairement obturer les orifices utérins des trompes, l'abaissement du fond de l'utérus entraîné par l'œuf, d'où résulterait encore l'obstruction des orifices des trompes, puis surtout la présence de la caduque qui avait été considérée jusque il y a quelques années comme une sorte de fausse membrane, laquelle se produirait pendant le trajet de l'ovule fécondé depuis l'ovaire jusqu'à l'utérus. Enfin, dans ces derniers temps, on a cru devoir attacher une très-grande importance à la suspension du travail d'ovulation aussitôt après la conception, d'où il résulterait l'impossibilité pour le principe fécondant du sperme de rencontrer, dans l'organisme de la femme déjà imprégnée, un autre ovule apte à être fécondé.

Parmi ces arguments il y en a quelques-uns qui sont vraiment si peu sérieux, qu'on est presque en droit de s'étonner que des hommes *sérieux* aient jamais pu s'y arrêter. Que dira-t-on du prétendu resserrement du col comme obstacle à une nouvelle fécondation ? D'abord il aurait fallu commencer par en démontrer la réalité, ce qu'on a oublié de faire; puis le fait étant même supposé réel, il faudrait encore se faire singulièrement illusion sur les dimensions des zoospermes pour se figurer qu'un pareil resserrement constitue un obstacle absolu à leur pénétration dans la cavité utérine.

L'argument tiré de l'agglutination des lèvres du museau de tanche par le bouchon gélatineux du col n'est pas non plus d'une valeur très-grande. Car d'abord ce fait peut manquer chez quelques femmes, puisqu'il y a certaines multipares exceptionnelles chez lesquelles, même à une époque très-peu avancée de la grossesse, le doigt peut arriver jusqu'à l'orifice interne sans rencontrer quoi que ce soit. Puis cette agglutination ne se produit pas tout de suite après la fécondation. Enfin, on comprendrait très-facilement que l'acte de la copulation pourrait très-bien avoir raison de cet obstacle qui, en tout cas, ne présente pas une grande résistance, comme le prouve suffisamment la facilité avec laquelle dans les cas si communs d'hémorrhagie utérine pendant la grossesse le sang s'écoule au dehors.

Que pensera-t-on de l'insertion du placenta au fond de l'utérus comme devant donner lieu à l'oblitération des orifices conduisant dans les trompes utérines? Cela évidemment est à peine digne d'être discuté.

Les auteurs et partisans de cette supposition auraient dû avant tout se rappeler que le placenta ne se forme pas aussitôt après la conception; ensuite personne ne devrait ignorer que son implantation au fond de l'utérus est bien loin de constituer une règle sans exception; d'ailleurs, dans le cas d'insertion au fond de l'organe, comment le placenta serait-il capable d'obturer les orifices des deux trompes? Sa largeur certainement ne suffirait pas pour cela.

Quant à la supposition d'après laquelle l'œuf déterminerait l'abaissement du fond de l'utérus, qui alors viendrait s'appliquer contre les orifices internes des trompes de manière à les fermer, elle est en contradiction formelle avec la réalité, attendu que le fond de l'utérus au lieu de s'abaisser, s'élève au contraire, de sorte qu'il suffit d'énoncer une pareille proposition pour la juger.

Un argument qui devait paraître infiniment plus grave, était tiré de la disposition que, d'après une doctrine généralement admise jusqu'il y a 15 à 20 ans, était censée offrir la membrane caduque, laquelle, suivant cette doctrine, devait presque aussitôt après la fécondation fermer les trois orifices de la cavité du corps de l'utérus, de sorte que l'ovule fécondé en arrivant au niveau de l'orifice interne de la trompe correspondante, serait déjà obligé de la refouler de manière à s'en revêtir (caduque réfléchie).

Mais, grâce aux progrès remarquables que l'embryologie a faits dans ces derniers temps, cette objection contre la possibilité d'une nouvelle fécondation, qui aux termes de la doctrine à laquelle je viens de faire allusion, devait paraître pour ainsi dire insurmontable, aujourd'hui heureusement a disparu complétement. Car les recherches de M. Coste, ainsi que d'autres savants, ont démontré péremptoirement que cette disposition classique n'a jamais été autre chose que le produit de l'imagination, que la caduque n'est nullement une membrane de nouvelle formation, mais simplement la muqueuse utérine modifiée.

Reste l'argument tiré de la suspension du travail d'ovulation pendant toute la durée de la grossesse. Cette objection contre la superfœtation n'a été produite que tout récemment et elle ne pouvait pas l'être plus tôt, parce qu'elle se rapporte à une fonction dont la connaissance précise est aussi de date tout à fait récente. C'est surtout Raciborsky qui a beaucoup insisté sur cet argument qui lui paraît être sans réplique (*De la Puberté et de l'âge critique chez la femme au point de vue physiologique*, etc., par Raciborsky; Paris, 1844).

Je suis certainement loin de vouloir nier la valeur de cette objection contre la superfœtation.

Si on s'était contenté d'affirmer que cette circonstance devait rendre excessivement difficile une nouvelle fécondation après la conception, je crois qu'on n'aurait fait que proclamer une vérité qui me paraît incontestable;

mais j'ai aussi la conviction qu'on a été à coup sûr beaucoup trop loin en assurant que ce fait devait être absolument impossible. Sans doute, il est parfaitement vrai qu'aussitôt après la conception les ovaires, au point de vue de l'évolution des ovules, semblent pour ainsi dire entrer dans une sorte d'hibernation. Il en résulte que chez les animaux, le phénomène du rut, si intimement lié à cette évolution, cesse complétement et que les femelles se refusent opiniâtrement à subir de nouveau les approches du mâle. Dans l'espèce humaine qui ne se montre pas aussi scrupuleuse en ce qui concerne les rapprochements sexuels après la conception, le phénomène de la menstruation, qui certainement est dû exactement à la même cause que le rut des autres espèces de mammifères, cesse également.

Ce sont là des notions tellement vulgaires que de tout temps elles ont été connues de tout le monde.

Mais cette suspension de la fonction d'ovulation, c'est-à-dire, de maturation et d'élimination des ovules aussitôt après la conception, qui constitue un fait très-général, est, je crois, susceptible de présenter quelques exceptions. Et en effet, si on examine attentivement ce qui se passe chez les animaux, on voit que dans quelques cas exceptionnels le phénomène du rut peut encore s'observer chez des femelles déjà fécondées, qui alors non-seulement consentent à subir de nouveau les approches du mâle, mais même en manifestent le désir avec autant d'ardeur qu'elles pourraient mettre si elles n'avaient pas encore conçu. Or, comme personne n'oserait soutenir que les animaux puissent dans leurs actions se laisser guider par des considérations morales, il me

semble qu'il est bien permis de tirer de la connaissance
de ces cas les conclusions suivantes :

1° Que si dans les conditions ordinaires les femelles
des animaux dès qu'elles ont conçu ne présentent plus
le phénomène du rut et mettent à refuser les approches
du mâle autant d'obstination qu'elles montrent d'ardeur à les subir pendant l'état de rut, cela tient évidemment à ce que la cause physiologique du rut cesse
d'agir pendant l'état de gestation ;

2° Que dans les cas exceptionnels auxquels je viens
de faire allusion, celle-ci doit sans doute exercer son
action encore pendant l'état de gestation, que par conséquent dans quelques cas très-rares la fonction de
l'ovulation doit encore s'accomplir après la conception.

Dans l'espèce humaine les choses se passent-elles de
la même façon pour ce qui concerne la menstruation
dont la cause physiologique, comme nous l'avons déjà
dit et comme personne n'oserait plus le contester aujourd'hui, est identiquement la même que celle du rut
des animaux?

La suppression des règles aussitôt après la conception
et pendant toute la durée de la grossesse constitue sans
doute un fait tellement général et d'une si grande importance, qu'au point de vue des besoins de la pratique
on peut et je dirai même on doit le regarder comme à
peu près absolu, de sorte que sous ce rapport M. le
professeur Pajot a parfaitement raison quand dans les
cours qu'il professe avec tant de succès, il insiste toujours beaucoup sur cette proposition : que le simple
fait de la persistance des règles *avec tous leurs caractères*
habituels chez une femme qui se croit enceinte et surtout

si elle se croit déjà *avancée en grossesse*, devra être considérée comme un indice presque certain que la femme se trompe étrangement sur son état, ce qui cependant ne devra pas empêcher l'accoucheur de l'examiner avec la plus grande attention en vue de la possibilité d'une exception excessivement rare.

Bien des médecins se seraient épargné des erreurs souvent très-regrettables s'ils avaient toujours eu soin de ne jamais se départir de ce précepte.

Cependant au point de vue des principes il ne faudrait pas être d'une rigueur si absolue sous peine de s'exposer dans quelques cas très-rares à commettre des erreurs qui dans certaines circonstances pourraient avoir des conséquences déplorables au plus haut degré, comme cela paraît être arrivé à l'égard d'une pauvre femme dont l'histoire se trouve rapportée par Devaux, prévôt de la Compagnie des maîtres chirurgiens.

Cette malheureuse avait été condamnée à mort pour vol (en 1666), et elle avait par conséquent un intérêt immense à faire accepter l'idée d'une grossesse qu'elle prétendait en effet exister. Cet appel suprême à la grossesse constituait pour elle, s'il pouvait réussir, un moyen, sinon d'échapper aux appétits sanguinaires de la prétendue justice d'alors, au moins de prolonger de quelques mois son existence. Mais les personnes qui avaient été chargées d'en faire l'examen n'hésitèrent pas à déclarer qu'il n'y avait pas de grossesse, en se fondant principalement sur le fait de la persistance des règles, de sorte que la pauvre victime fut impitoyablement livrée au bourreau.

Eh bien, en procédant à la dissection de son cadavre, on fut étrangement étonné de trouver un produit de conception d'environ quatre mois. Quelle affreuse responsabilité pour les personnes qui, s'étant ainsi trompées sur le véritable état de la femme, avaient eu le malheur de se rendre complices du bourreau! Malheureusement on ne donne pas des détails assez précis sur les caractères des écoulements observés chez cette femme, et qualifiés de règles; de sorte qu'il serait permis de se demander s'ils n'étaient pas dus à une cause très-différente. Il en résulte que, pris isolément, ce cas n'aurait aucune signification. Mais à côté de ce fait viennent se placer un certain nombre d'autres qui, pour s'être rencontrés dans des conditions plus ordinaires, n'en offrent pas moins un grand intérêt.

En effet, des accoucheurs très-distingués, dont la bonne foi ne saurait être suspectée, affirment avoir eu l'occasion d'observer dans leur carrière quelques exemples de femmes continuant à être réglées pendant la grossesse.

Il est bien vrai que dans la plupart de ces cas, les écoulements sanguins périodiques survenant aux mêmes époques auxquelles les femmes auraient dû avoir leurs règles, si elles n'avaient pas été enceintes, différaient des règles ordinaires, soit sous le rapport de la durée, soit sous le rapport de la quantité ou même de la qualité du sang perdu, et pour les cas de cette nature on pourrait, à la rigueur, soutenir qu'il ne s'agit pas là de véritables règles dues à leur cause physiologique normale; que ces prétendues règles ne sont en réalité autre chose que le résultat de l'habitude contractée par l'utérus à présenter des congestions et des pertes de sang périodiques. Mais cette interprétation ne serait elle-même basée que sur une simple supposition, à l'appui de la·

quelle on ne saurait fournir aucune preuve matérielle.

D'ailleurs, à côté de ces cas, il y en a quelque autres dans lesquels ces écoulements sanguins périodiques par les organes génitaux paraissent avoir présenté, pendant la grossesse, exactement les mêmes caractères que les règles habituelles. Et alors, il me semble qu'il est tout naturel de penser que, suivant toute probabilité, il doit s'accomplir aussi du côté de l'ovaire l'ensemble de phénomènes dont il est le siége au moment des règles normales, lesquelles, en définitive, n'en sont qu'une conséquence. Toutefois, j'avouerai franchement que, quoique cela paraisse très-probable, on n'est pas en droit d'affirmer, d'une manière absolue, que les choses doivent en réalité se passer ainsi. Il n'y a que les autopsies de quelques femmes mortes dans ces conditions qui pourraient lever tous les doutes à cet égard.

Quelle que soit d'ailleurs l'interprétation définitive qu'il conviendra de donner de ces faits, on comprendrait sans difficulté que dans l'espèce humaine, par suite de l'habitude des rapprochements sexuels pendant la grossesse, il pourrait se faire que l'état d'excitation de l'appareil génital détermine exceptionnellement l'arrivée à maturité et l'élimination d'un ovule chez une personne qui porte déjà dans son sein un produit de conception, exactement comme cela peut arriver pendant l'état de vacuité, en dehors des époques menstruelles.

Enfin, il nous reste encore une dernière difficulté, c'est celle résultant de ce que l'œuf fécondé, en se développant dans l'utérus, finit par en remplir toute la cavité à un degré tel, que sa surface se confond en quelque sorte avec les parois utérines. En effet, il arrive un mo-

ment où la muqueuse du point dans lequel l'ovule fécondé s'est fixé, qui, par un mécanisme dont on n'a pas
encore pu suivre sur la nature toutes les phases, le
couvre entièrement en constituant ce qu'on appelle la
caduque ovulaire ou réfléchie, se soude à la muqueuse
de tout le reste de l'organe.

A partir de ce moment, il est bien difficile de se figurer que, à moins d'une disposition anatomique exceptionnelle, la liqueur séminale parvienne à s'introduire
entre l'œuf et les parois utérines jusqu'au niveau de
l'orifice interne de l'une des trompes de Fallope.

Mais je me hâte d'ajouter que cet obstacle ne peut se
produire qu'à une époque déjà assez avancée de la grossesse. Pour apprécier ce point convenablement, je crois
qu'il importe de bien se rappeler le mécanisme par
lequel l'utérus, dont le volume est si petit à l'état de
vacuité, acquiert les dimensions énormes qu'il présente
à la fin de la grossesse.

Il y a sous ce rapport à distinguer deux phénomènes
très-différents : l'hypertrophie de l'organe et le travail
d'expansion de l'œuf qu'il contient. Il suffit d'examiner
le poids et les dimensions que l'utérus présente encore
lorsque après l'expulsion complète de l'œuf, il s'est ré-
tracté autant que possible, pour avoir la conviction que
l'on commettrait certainement une erreur très-gros-
sière en s'imaginant que l'utérus se laisse simplement
distendre par l'œuf; d'ailleurs, il suffirait déjà de faire
simplement attention à l'épaisseur qu'offrent au terme
de la grossesse les parois de la matrice, lorsque celle-ci
contient encore l'œuf intact, pour conclure que cela
n'est pas supposable; car s'il en était ainsi, il est évident que ces parois se trouveraient réduites à la min-

ceur d'une feuille de papier. Or, au lieu de cela, il y a encore plusieurs millimètres d'épaisseur. Il est donc de la dernière évidence que l'utérus pendant la grossesse s'hypertrophie, et que cette hypertrophie est même portée à un degré extrêmement considérable. C'est grâce à ce phénomène que les parois utérines, malgré l'augmentation énorme de la surface de l'organe, peuvent encore conserver une épaisseur assez notable. Mais ce n'est certainement pas par ce phénomène que sa cavité, presque rudimentaire à l'état de vacuité, peut acquérir la capacité énorme qui lui permet de contenir un œuf à terme. L'hypertrophie seule, au lieu de pouvoir l'élargir à un tel degré, tendrait plutôt à la rétrécir.

Il y a plus, ce retrécissement se produit très-réellement pendant que l'ovule fécondé parcourt la trompe, et c'est même une circonstance très-heureuse qui, en obligeant l'ovule de s'arrêter à la partie supérieure de l'organe gestateur, doit certainement contribuer à diminuer la fréquence de l'insertion vicieuse du placenta.

Ainsi donc l'accroissement de volume de l'utérus pendant la grossesse s'opère au moyen de ces deux phénomènes dont l'action s'exerce en même temps, mais avec une intensité relative très-différente aux divers moments de la grossesse.

En effet, dans les premiers mois et surtout dans les premières semaines, l'œuf ne contribue que pour une part très-minime à l'accroissement du volume de l'utérus, de sorte que si l'on a l'occasion d'examiner par exemple un utérus renfermant un produit de conception de cinq à six semaines, on est frappé par la disproportion remarquable qui existe entre les dimensions déjà très-considérables de l'organe gestateur et la petitesse de l'œuf qu'il contient. A ce moment les parois de la cavité sont parfaitement distinctes et exemptes de toute adhérence entre elles et on y reconnaît très-nettement les orifices des follicules qui s'ouvrent à la surface libre de la muqueuse. L'œuf occupe simplement une saillie existant sur l'une des parois, saillie dont la surface est manifestement revêtue par la muqueuse. A ce moment, la présence de l'œuf ne saurait certainement pas plus s'opposer à la pénétration du sperme jusqu'à l'orifice utérin de l'une des trompes, que ne pourrait le faire un corps fibreux de même dimension qui, au lieu de se porter vers la séreuse, se serait porté vers la muqueuse, et comme les orifices des trompes sont parfaitement libres, le sperme trouverait pour s'y engager la même facilité que s'il n'y avait pas de grossesse.

Mais les conditions sont très-différentes à une époque plus avancée de la gestation. Alors l'hypertrophie ne joue plus qu'un rôle insignifiant dans l'augmentation de volume de l'organe, lequel s'accroît surtout par l'augmentation incessante de capacité de sa cavité, de sorte que l'œuf par son expansion très-rapide donne lieu à une véritable distension. C'est alors aussi que la muqueuse qui, d'abord s'était si considérablement hypertrophiée, s'atrophie et finit par se confondre dans toute son étendue avec les enveloppes de l'œuf, et, à partir de ce moment il serait difficile de s'imaginer qu'une nouvelle fécondation parvienne à s'opérer à moins de quelque disposition anatomique anormale. Mais jusque-là on en comprendrait très-bien la possibilité avec les dispositions anatomiques ordinaires.

De cet examen rapide des arguments invoqués contre

la superfœtation, je crois pouvoir conclure que s'il existe indubitablement des circonstances propres à rendre très-difficile une nouvelle conception dans le cours d'une grossesse, cependant aucune d'elles n'est de nature à en exclure d'une manière absolue la possibilite théorique, au moins pendant les premiers mois ; car en théorie, le problème me semble se réduire aux termes suivants :

1° Est-il possible que chez une personne, dont l'utérus renferme déjà un produit de conception, le principe fécondant du sperme trouve à s'introduire non-seulement jusque dans la cavité du corps de l'utérus, mais jusque vers l'extrémité ovarique de la trompe de Fallope, où d'après les notions que nous possédons aujourd'hui sur cette matière, s'opère la fécondation ?

2° Est-il possible de comprendre que le sperme arrivé en ce point y rencontre un ovule apte à être fécondé ?

3° En supposant une seconde fécondation, le nouvel ovule fécondé pourra-t-il parvenir jusque dans l'utérus ?

4° Une fois arrivé là, aura-t-il chance d'y trouver un terrain convenable pour sa germination et son développement ultérieur ?

Or, nous venons de voir qu'au moins dans les premiers mois de la grossesse il ne saurait pas y avoir d'obstacle absolu à la pénétration du sperme jusque dans les trompes utérines ; que dans l'espèce humaine surtout, on comprendrait aussi sans difficulté que dans quelques cas exceptionnels, le travail de maturation et d'élimination de quelque ovule pourrait encore s'accomplir ; qu'il y a même des raisons pour croire que cela doit réellement arriver quelquefois. On ne voit pas trop quel obstacle s'opposerait à ce que l'ovule fécondé puisse parcourir la trompe correspondante dans toute sa longueur et parvenir ainsi jusque dans l'utérus; quant au dernier point, l'existence de certaines espèces de grossesse extra-utérine nous prouve qu'au besoin l'ovule fécondé peut se contenter d'un terrain qu'*a priori* on jugerait certainement tout à fait impropre à son développement.

Et d'ailleurs tout porte à croire que pendant les premières semaines, et même pendant les premiers mois de la grossesse, la muqueuse utérine présenterait encore des conditions éminemment favorables au développement d'un autre ovule fécondé.

Mais, de ce qu'en théorie on concevrait la possibilité du fait, il ne faudrait pas s'en autoriser pour conclure à la réalité de son existence, car il y a bien des choses dont on comprendrait à la rigueur la possibilité et qui cependant n'existent pas réellement, comme il y en a d'autres qui sont très-réelles sans que nous puissions nous en rendre compte.

En définitive, ici comme en bien d'autres circonstances, il n'y a que les faits bien établis qui soient capables de juger la question. Malheureusement, il faut bien l'avouer, un très-grand nombre de faits cités comme exemples de superfœtation sont dénués de toute valeur sérieuse, quelques-uns même accusent de la part de leurs auteurs une légèreté vraiment inconcevable. En procédant à l'examen de ces faits que voyons-nous?

Dans la plupart des cas on s'est fondé pour admettre deux conceptions successives, ou bien sur la différence de développement offerte par les deux enfants provenant d'une grossesse gémellaire ou bien sur l'existence d'intervalles de durée variable qu'on a vu quelquefois s'é-

couler entre la naissance du premier enfant et celle du
second.

En ce qui concerne le premier point, il est parfaitement exact que très-souvent les enfants jumeaux présentent un développement sensiblement inégal, de
sorte qu'il est assez commun d'observer entre les deux
une différence de poids s'élevant, par exemple, à 200
ou 300 grammes. Dans un certain nombre de cas cette
différence peut même être beaucoup plus considérable.

Ainsi, en consultant à ce point de vue les faits qui,
dans un espace de quatorze ans, se sont présentés à la
Clinique d'accouchements de la Faculté de Paris, j'ai
trouvé que, sur 106 accouchements gémellaires, il y en
avait eu 24 dans lesquels la différence de poids entre
les deux enfants s'était élevée à 500 grammes ou au
delà; et, dans ce relevé, j'ai eu soin d'écarter les cas
dans lesquels, soit les deux enfants, soit seulement l'un
d'eux, étaient morts au moment de la naissance, à une
seule exception près. J'ai, en effet, cru devoir conserver
un cas dans lequel les deux enfants étaient morts, mais
depuis très-peu de temps, puisque, dans l'observation,
il est noté expressément qu'ils ne présentaient encore
aucun signe de macération. A ces 24 cas, j'aurais bien
pu en ajouter deux autres dans lesquels la différence
avait été de 490 grammes, ce qui ferait alors un total
de 26 cas sur 106, c'est-à-dire justement le quart.

En examinant ensuite ces cas un peu plus en détail,
j'ai pu constater que, dans quelques-uns d'entre eux, le
chiffre de 500 grammes avait été dépassé très-nota-
blement. Car, pour 8 d'entre eux, j'ai trouvé les chiffres
750, 800, 820, 850, 950, 1020, 1200, 1400. Ce n'est
pas tout. Ces chiffres deviennent encore bien plus re-

marquables, si on les compare aux poids respectifs dont ils représentent les différences, attendu que, dans la plupart des cas, ces poids étaient assez faibles.

En effet :

750	grammes sont le résultat	de 2650	—	1900
800	» »	de 3200	—	2400
820	» »	de 2470	—	1650
850	» »	de 2250	—	1400
950	» »	de 3000	—	2050
1020	» »	de 3220	—	2200
1200	» »	de 2350	—	1150
1400	» »	de 2600	—	1200

Malheureusement je suis obligé de faire une petite remarque qui diminue un peu la valeur de ces chiffres. Par suite de la destination complexe de cet établissement, il arrive parfois que le soin de peser et de mesurer les enfants est confié à des élèves qui n'y mettent pas toujours assez d'attention pour donner à ces petites opérations toutes les garanties d'exactitude qui seraient à désirer. Toutefois, je dois dire aussi que pour les cas d'accouchements gémellaires on exerce généralement sous ce rapport un contrôle plus sévère, de sorte que les chances d'erreur ne sont pas aussi considérables qu'on pourrait le craindre. D'ailleurs ces données sont assez conformes à celles qui paraissent avoir été observées dans d'autres Maternités.

En effet, sur le nombre total de 89 accouchements gémellaires qui ont eu lieu à la Maternité de Gœttingen depuis le moment de sa fondation, en 1792, jusqu'en 1859, et dont Ed. von Siebold a fait connaître les principaux détails (*Monatsschrift für Geburtskunde*, 1859), on en trouve 28 dans lesquels la différence de poids entre les deux enfans avait été de 1 à 2 livres, ce qui fait presque le tiers des cas. Et comme dans ce chiffre de 89 cas il y en a quelques-uns dans lesquels, soit les deux enfants, soit l'un d'eux, avaient cessé de vivre avant la naissance, cas dont je n'ai pas tenu compte en procédant à ce relevé, on voit qu'en ayant égard à cette circonstance, on obtiendrait pour la différence assez notable de poids que je viens de signaler une proportion encore sensiblement plus considérable.

Dans un cas observé et rapporté par Valenta, il existait entre les deux enfants une différence de presque 3 livres, c'est-à-dire de 2 livres 3/4, poids autrichien (*Monatsschrift für Geburtskunde*, t. X, 1857).

Ce sont là des faits qui, avec bien d'autres que j'aurais pu citer, méritent certainement d'être pris en sérieuse considération.

Cependant on commettrait, je crois, une faute grave si, à l'exemple de certains auteurs, on voulait les regarder comme suffisants pour prouver la réalité de la superfœtation.

Car, en définitive, les différences signalées, quoique assez notables, sont loin de dépasser ou même d'atteindre les extrêmes qu'on peut rencontrer pour des enfants provenant de grossesses simples et qui quelquefois s'étaient développés dans des conditions en apparence tout à fait identiques.

Le plus souvent d'ailleurs, l'examen du délivre suffit pour expliquer l'inégalité de développement offerte par les deux enfants, car presque toujours on voit que les deux masses placentaires présentent aussi une différence de développement qui est en rapport avec celle qu'on constate pour les deux enfants.

Il existe cependant certains cas dans lesquels la différence de développement des deux fœtus est portée à un degré tel qu'elle indique à coup sûr un âge très-différent, l'un pouvant offrir, par exemple, tous les caractères d'un enfant à terme, tandis que le développement de l'autre n'indiquera qu'une grossesse de 4 à 5 mois. Mais je m'empresse d'ajouter tout de suite qu'à l'exception de quelques cas que j'examinerai plus loin, cela ne se voit que lorsque le plus petit est mort et présente des altérations tellement profondes que les personnes compétentes en cette matière peuvent affirmer sans crainte de se tromper que la mort doit certainement remonter déjà à plusieurs mois, et alors les choses s'expliquent de la manière la plus simple sans qu'il soit le moins du monde nécessaire de faire intervenir la superfœtation.

Quant aux faits se rapportant à des jumeaux dont l'expulsion s'opère à des intervalles, plus ou moins longs, ils ne sont pas non plus très-rares. Pour ce qui me concerne, il m'a été possible d'en recueillir dans les auteurs un assez grand nombre d'exemples dans lesquels ces intervalles ont été non-seulement de quelques jours, mais de quelques semaines et même de plusieurs mois. Seulement, je dois aussi ajouter immédiatement que dans ces cas, sauf quelques-uns dont je renvoie également l'examen à plus tard, l'enfant qui est expulsé d'abord offre les caractères d'un enfant qui est encore très-éloigné du terme de son développement utérin, et alors on comprend aisément qu'ici encore on n'a nullement besoin de recourir à la superfœtation pour expliquer l'événement.

En effet, dans les cas de grossesse multifœtale, de

même que dans les cas de grossesse ordinaire, il peut arriver que, sous l'influence d'une foule de circonstances, le travail d'expulsion de l'œuf se déclare plus ou moins longtemps avant le terme naturel de la grossesse. Il faut même savoir que les chances d'accouchement prématuré ou même d'avortement sont notablement plus considérables en cas de grossesse multiple qu'en cas de grossesse simple. Et, en pareille circonstance, le travail a généralement pour résultat final l'expulsion des deux enfants avec leurs annexes. Quelquefois cependant les choses peuvent se passer autrement. Le travail s'étant déclaré avant terme, il peut s'arrêter après l'expulsion du premier fœtus, de sorte que la femme continuera à être enceinte. J'ai à peine besoin de faire observer que cela pourra arriver principalement lorsque les deux placentas sont insérés sur des régions différentes de la face interne de l'utérus, de manière à n'avoir entre eux aucun rapport, même simplement extérieur, attendu qu'en pareille circonstance, après la sortie de l'un des fœtus, ses annexes pourront être expulsés ou extraits sans compromettre les connexions du second œuf avec la matrice. Il ne faudrait pourtant pas s'imaginer qu'en dehors de cette condition particulière la continuation de la grossesse après l'expulsion de l'un des enfants devra être absolument impossible, car il pourrait, à la rigueur, se faire qu'après la sortie de l'enfant son placenta continue à vivre et même à se développer davantage jusqu'au moment de l'expulsion du second enfant, et il y a véritablement des raisons qui portent à croire que dans certains cas très-rares dans lesquels on a vu une femme accoucher d'un enfant et d'une de ces masses désignées sous

le nom vague de *môle charnue*, celle-ci devait son existence à la circonstance que je viens de mentionner. Quoi
qu'il en soit de ce dernier détail qui, pour notre sujet, ne
présente qu'un intérêt très-secondaire, il importe, au
point de vue de la pratique, de se rappeler la possibilité
d'un pareil événement dont l'ignorance pourrait quelquefois causer à un médecin de singuliers embarras.

Supposons, par exemple, qu'une femme enceinte de
plusieurs mois soit prise d'un travail d'avortement, et
que le médecin, en examinant tout ce que la femme
aura expulsé, ait constaté tous les éléments d'un produit de conception, il est évident que s'il ignorait par
hasard, la possibilité du cas auquel je viens de faire
allusion, il serait exposé à se méprendre singulièrement
sur les phénomènes que, plus tard, la femme ne man-
querait pas de présenter par le fait de sa grossesse continuant malgré sa fausse couche.

En effet, constatant la tumeur formée par l'utérus
contenant encore un produit de conception déjà avancé
en développement, il serait certainement très-disposé à
se livrer sur sa nature aux suppositions les plus erro-
nées, car, même dans le cas où il aurait eu la chance
de pouvoir constater les mouvements propres de l'enfant, et surtout les bruits de son cœur, de manière à
avoir la certitude de l'existence d'un autre enfant, ne
serait-il pas porté à se figurer qu'il doit se trouver en
présence d'une grossesse extra-utérine qui peut, en
effet, coïncider avec la grossesse utérine. L'embarras
serait encore bien plus grand et l'erreur bien plus facile si, par hasard, l'enfant resté dans l'utérus était
mort. Et ce cas bien singulier s'est réellement présenté;
l'Annuaire de Canstatt (*Canstatt's Jahresbericht*, 1842) en

rapporte un exemple observé par un médecin anglais
du nom de William Jameson (1).

De ce que nous avons dit sur les différences de développement des jumeaux comparés aux enfants provenant de grossesses simples, il résulte qu'on ne pourrait
jamais se baser sur ce caractère pour établir la réalité
de deux conceptions successives qui auraient eu lieu à
des époques peu éloignées l'une de l'autre, de sorte
que, pour ces cas, la constatation du fait dans nos contrées deviendrait à peu près impossible pour l'espèce
humaine ; car on comprendra aisément que je n'oserais
pas en chercher les exemples parmi ces épouses infi-
dèles par trop nombreuses qui trompent leurs maris et
dont quelques-unes auraient eu la mauvaise chance

(1) Ce fait me paraît tellement curieux que, quoiqu'il soit étranger à la question principale de mon sujet, je ne puis pas résister au
désir de le reproduire. L'auteur, appelé auprès d'une femme accouchée depuis sept semaines et se plaignant de douleurs dans le ventre,
y put, en l'examinant, constater l'existence d'une tumeur offrant
tout à fait les caractères d'un utérus développé par un produit de
conception ; il put même s'assurer du durcissement de la tumeur se
produisant à certains moments. Ce n'est pas tout. En pratiquant
l'auscultation, il entendit un bruit de souffle très-manifeste et
rappelant entièrement le bruit de souffle maternel ordinaire de la
grossesse. Comme il ignorait l'existence de l'accouchement qui avait
eu lieu sept semaines auparavant, il se figura tout naturellement
que la femme était enceinte et en train d'accoucher. Quel ne fut pas
son étonnement lorsque, en voulant faire connaître à la femme qui
refusait de se laisser toucher, ce diagnostic, il apprit d'elle qu'elle
était accouchée sept semaines auparavant d'un enfant à terme
qu'elle nourrissait elle-même, et que l'on s'empressa de lui faire
voir. S'étant rendu dans une pièce voisine, où il se livrait sans doute
à des réflexions fort pénibles sur sa mésaventure, il en fut bientôt
rappelé par les cris que poussait la femme, et il fut alors témoin de
l'expulsion d'un enfant mort et tellement altéré que sa mort devait
évidemment remonter à une époque très-éloignée.

d'accoucher de deux enfants ressemblant, l'un au mari, l'autre à l'amant de sa mère. Je crois qu'en pareille circonstance c'est plus que jamais le cas de respecter même *en science* un certain article de la législation française d'après lequel la recherche de la paternité est interdite.

Mais il y a des pays qui offrent, au point de vue de cette recherche, des conditions infiniment plus favorables : ce sont les régions habitées par des races très-différentes l'une de l'autre, comme la race caucasique et la race éthiopienne, qui peuvent par leur union donner naissance à des individus offrant des caractères distinctifs extrêmement faciles à constater. On comprend que si la superconception était possible, il pourrait, dans ces conditions, se produire des cas dans lesquels une femme appartenant à l'une ou à l'autre de ces races viendrait à être fécondée successivement par deux individus de race différente, de sorte qu'elle devra ensuite accoucher de deux enfants présentant, l'un les caractères propres à la race de sa mère, l'autre ceux des métis, que ces deux races sont susceptibles d'engendrer par leur union.

Or, il y a déjà bien longtemps que des faits de cette nature ont été signalés en Amérique. M. Velpeau, dans son *Traité d'accouchements*, en cite plusieurs exemples, auxquels sont venus s'ajouter un certain nombre d'autres observés depuis l'époque où a paru cet ouvrage du célèbre chirurgien de la Charité. En présence de ces exemples, on serait bien tenté de se figurer que la question devra être regardée comme résolue pour tout le monde, et résolue, bien entendu, dans le sens affirmatif, de sorte qu'il semblerait qu'il ne devrait plus y avoir de doute sur la possibilité de deux fécondations successives s'opérant chez une femme à un certain intervalle ; mais il n'en est nullement ainsi.

Diverses objections ont été élevées contre les faits auxquels je viens de faire allusion : on a dit que tous n'étaient pas suffisamment authentiques; qu'on pouvait avoir regardé comme offrant les caractères d'un négrillon ou d'un petit mulâtre un enfant qui s'était simplement présenté par la face. Ce mode de présentation peut, en effet, occasionner des modifications très-considérables, tant sous le rapport de la configuration qu'au point de vue de la coloration de la face. On a dit aussi qu'on pouvait avoir pris pour individus de race blanche des nègres ou des mulâtres atteints d'albinisme, dont on rencontre des exemples dans toutes les races. On a en outre fait observer que les individus issus de parents de races différentes n'offraient pas constamment le type des métis, mais qu'il leur arrivait parfois de présenter à l'état de pureté les caractères de l'un des parents. Il s'ensuivrait que de deux jumeaux engendrés simultanément par l'union d'un blanc avec une négresse ou par l'union d'un nègre avec une blanche, l'un pourrait présenter les caractères d'un métis, l'autre ceux propres à la race du père ou de la mère; ou bien encore, l'un ressembler, quant aux caractères de races seulement au père, l'autre uniquement à la mère. Enfin, on a été jusqu'à invoquer l'influence qu'une première fécondation aurait pu exercer sur les produits d'une fécondation ultérieure.

Chez les femelles de quelques animaux, et plus particulièrement chez les chiennes, les lapines, les souris, on paraît en effet avoir observé des cas dans lesquels, parmi les petits d'une portée, il s'en trouvait un ou

deux qui présentaient quelques-uns des caractères
du père d'une portée précédente. Et, pour l'espèce
humaine elle-même, des faits analogues ont été signalés. Ainsi, il y a longtemps qu'on croit avoir remarqué
que certaines veuves remariées avaient le privilège de
mettre au monde des enfants qui, au lieu de ressembler au second mari, ressemblaient au premier. Par-
tant de là, on a pensé que le fait d'une première
fécondation pourrait exercer sur les résultats des fécondations ultérieures une influence assez puissante
pour modifier plus ou moins profondément jusqu'aux
caractères de race, de sorte que, par exemple, une
femme de race blanche qui aurait été fécondée une
fois par un nègre pourrait ultérieurement, par son
union avec un individu de race blanche, produire des
enfants présentant plus ou moins le type des mulâtres.

S'il en était ainsi effectivement, on comprendrait à la
rigueur aussi que, dans le cas d'une grossesse gémellaire, cette influence d'une fécondation antérieure opérée
par un individu d'une autre race ne se fasse sentir que
pour l'un des enfants.

Sans vouloir nier complétement la valeur de quelques-unes de ces objections, je n'hésite pas à déclarer
que beaucoup d'auteurs se sont évidemment exagéré leur
importance. Je veux bien que dans quelques-uns de ces cas
il y ait eu erreur. On conçoit sans doute que des personnes étrangères aux notions de l'art auraient pu prendre pour un négrillon ou un petit mulâtre un enfant
défiguré par le fait d'une présentation de la face, et un
cas rapporté par Mauriceau semble prouver que, même
dans nos pays, cela est arrivé. Mais je n'admets pas
que de nos jours un médecin sérieux puisse commettre

une erreur aussi grossière, pas plus que Mauriceau, qui se livrait à la pratique des accouchements, il y a deux siècles, n'a pu la commettre de son temps. Une telle méprise (en supposant qu'elle soit commise par un médecin) ne saurait être, comme le prouve aussi l'observation de Mauriceau, que de bien courte durée si l'enfant continuait à vivre (1). La seule chose

(1) Voici les principaux détails concernant le cas observé par Mauriceau auquel je viens de faire allusion... « D'autres fois l'enfant se présente la face la première, ayant la tête renversée en arrière, en laquelle posture il est encore très-difficile qu'il vienne ; et s'il y demeure longtemps, le visage lui devient si livide et si bouffi qu'il en paraît tout à fait monstrueux dans l'abord... Il me souvient à ce sujet d'avoir accouché une femme dont l'enfant, qui s'était présenté la face devant, vint au monde si livide et si contrefait que son visage paraissait tout semblable à celui d'un Éthiopien, nonobstant quoi je ne laissai pas que de l'amener vivant. Aussitôt que la mère s'en fut aperçue, elle me dit qu'elle s'était toujours bien doutée que son enfant serait ainsi hideux, à cause qu'au commencement de sa grossesse elle avait regardé fixement, et avec grande attention, un Maure ou Éthiopien d'entre ceux dont Mgr de Guise avait toujours grand nombre à sa suite, pour lequel sujet elle souhaitait, ou du moins ne se souciait aucunement qu'il mourût, afin de ne pas voir continuellement un enfant si défiguré qu'il paraissait pour lors ; mais elle changea bientôt de sentiment lorsque je lui eus expliqué que cette lividité ne venait que de ce qu'il était venu la face devant, et que très-assurément cela se passerait, comme il arriva en moins de trois ou quatre jours... De telle sorte que l'ayant vu un an après, il me parut un des plus beaux enfants et des plus blancs qu'on puisse rencontrer. » (*Traité des maladies des femmes grosses et de celles qui sont accouchées,* par François Mauriceau, 7ᵉ édition, t. I, p. 300 et 301.)

Supposons maintenant que cet enfant soit mort à la fin du travail ou aussitôt après, il est très-possible que Mauriceau ne serait pas parvenu à faire accepter sa manière de voir par tout le monde. Le contraire est même d'autant plus probable que le cas aurait fourni à la malveillance un prétexte pour se livrer, sur la conduite de la pauvre femme, à des suppositions très-peu charitables.

qui, à la rigueur, aurait pu arriver, c'est que, dans quelques-uns de ces cas, les prétendus faits de ce genre aient été rapportés seulement d'après le récit de personnes étrangères à l'art, et par conséquent bien plus aptes à se faire illusion, sans qu'on se soit donné la peine de s'assurer de l'authenticité du fait dans tous ses détails. C'est uniquement en raison de cette circonstance, laquelle du reste me paraît bien peu probable, que je comprendrai, jusqu'à un certain point, que cette objection puisse être fondée pour l'une ou l'autre de ces observations. Mais manifestement il n'y a pas moyen de l'appliquer à la généralité des cas dont il s'agit.

Quant à une erreur résultant d'un cas d'albinisme qui se rencontrerait chez un nègre ou un mulâtre, il me répugne également d'en admettre la possibilité de la part d'un médecin.

Pour ce qui est de l'influence exercée par une première fécondation sur les résultats des fécondations ultérieures opérées par d'autres individus, il faudrait d'abord savoir s'il en existe bien réellement des exemples tout à fait authentiques constatés dans l'espèce humaine.

Car, pour ma part, je ne puis m'empêcher de déclarer que les histoires relatives aux enfants nés de certaines veuves remariées ne m'inspirent qu'une confiance bien médiocre. Qu'on songe bien aux difficultés que la constatation de pareils faits doit présenter!

Un nouveau mariage ne peut être contracté qu'après dix mois de veuvage, et il y a bien peu de personnes qui pour cela n'attendent que le terme légal, de sorte que le plus souvent une veuve remariée ne sera en état d'accoucher par le fait du second mari que lorsqu'il se sera écoulé un temps déjà assez notable depuis la mort du premier. Puis ce n'est généralement pas aussitôt après la naissance qu'on peut juger des traits d'un enfant, lesquels, le plus communément, ne se dessineront un peu nettement qu'au bout de quelques années.

Or vouloir établir l'analogie qui est censée exister entre les traits d'un jeune enfant et ceux d'une personne morte depuis un certain nombre d'années me paraît être une entreprise bien délicate, d'autant plus qu'une pareille comparaison ne pourrait être faite que par les membres de la famille du défunt, c'est-à-dire justement par ceux qui sont le plus disposés à se faire illusion.

Dans ces conditions, j'ai été conduit, pour ainsi dire malgré moi, à me demander s'il ne serait pas arrivé ici ce qui est arrivé en d'autres circonstances, à savoir qu'une simple assertion sans preuve soit parvenue à se faire enregistrer par quelque auteur trop crédule pour passer ensuite de livre en livre. Ce n'est pas tout.

En supposant même que, dans quelques cas excessivement rares, on ait pu acquérir la certitude que l'enfant d'une veuve remariée ressemblait bien réellement plus au premier mari qu'au second, son père légitime, il ne faudrait pas encore se hâter d'en tirer des conclusions trop absolues; car il suffit de réfléchir à l'anarchie morale qui règne malheureusement trop souvent dans les familles pour comprendre qu'il aurait pu à la rigueur se faire que, dans quelques-uns de ces cas, l'influence sur les enfants nés pendant un second mariage ait été exercée par quelque membre survivant de la famille du défunt mari.

En effet, on a vu plus d'une fois des épouses indignes qui ont poussé l'oubli de la fidélité conjugale assez loin pour accepter les offres indélicates d'un beau-frère, etc.

Toutefois je ne voudrais pas que des réflexions qui précèdent on s'autorise à tirer la conclusion qu'à mon avis
une première fécondation ne saurait pas exercer quelque influence sur les produits des fécondations ultérieures; je suis, au contraire, très-disposé à en admettre
la possibilité dans une certaine mesure, et je crois même
qu'elle serait à la rigueur susceptible de recevoir deux
interprétations.

En effet, d'abord on comprendrait jusqu'à un certain
point que les éléments du sperme, parvenus jusqu'à
l'ovaire, puissent imprimer des modifications plus ou
moins profondes à un certain nombre d'ovules qui ne
seraient pas encore aptes à être complétement fécondés.
Puis il serait surtout très-naturel d'admettre qu'une
première fécondation puisse avoir une influence sur les
fécondations ultérieures, par suite des changements que
la première aurait occasionnés dans la constitution de
l'organisme maternel, attendu que pendant la grossesse
il s'opère par voie d'endosmose et d'exosmose un échange
incessant entre les éléments du sang maternel et du
sang fœtal.

C'est grâce à cet échange qu'un enfant engendré
par un père syphilitique peut transmettre à la mère
la syphilis constitutionnelle. Et si cela se voit pour la
syphilis, pourquoi cela n'arriverait-il pas aussi pour
d'autres états constitutionnels?

Je suis donc bien loin de vouloir prétendre que le résultat d'une première fécondation est complétement in-
différent au point de vue des suivantes; seulement il
m'est impossible de croire que cette influence puisse
être portée à un tel degré que les traits d'un jeune
enfant trahissent l'auteur d'une première fécondation,

lorsque celui-ci sera mort déjà depuis un certain nombre d'années, et surtout je n'admets pas que cette influence possède le pouvoir de modifier si profondément les caractères de race.

Car chez les animaux pour lesquels la constatation de faits pareils n'est pas hérissée de tant et de si graves difficultés, on voit qu'au moins, quant aux caractères extérieurs, cette influence n'exerce son action que sur des points d'une importance très-secondaire, tels que la couleur des poils, qui n'offre, sous le rapport de la détermination des caractères de race, qu'un intérêt très-minime.

Comme un peu plus loin, j'aurai de nouveau l'occasion de m'occuper de cette question, je renvoie aussi à ce moment l'examen de l'opinion d'après laquelle les individus, engendrés par des parents de races différentes, ne seraient pas toujours des métis, mais offriraient quelquefois, à l'état de pureté, les caractères de la race de l'un des parents. Seulement, avant de continuer, je tiens à exprimer tout de suite ma conviction que l'ensemble de ces objections ne saurait pas infirmer entièrement la totalité des observations de cette nature, qui ont été rapportées par différents auteurs, de sorte que, même en l'absence d'autres preuves, je persisterais, pour ma part, à regarder ces exemples de femmes accouchées de jumeaux présentant, l'un uniquement les caractères propres à la race de la mère, l'autre les caractères des métis, comme une preuve suffisante en faveur de la réalité du phénomène de la surconception.

Cependant, je comprends aussi qu'il se rencontre des esprits plus sceptiques qui exigeront des preuves d'une valeur encore plus incontestable.

Il me paraît donc éminemment utile d'avoir, en outre, recours aux lumières de la physiologie comparée, laquelle peut nous fournir, en cette circonstance, des données d'une telle évidence, qu'à mon avis tout espèce de doute doit cesser.

Parmi les espèces de mammifères les plus voisines de l'espèce humaine, et qui, par suite de l'état de domesticité dans lequel elles vivent, sont constamment soumises à notre observation, il y en a quelques-unes qui, par leur union, peuvent procréer des métis offrant des caractères distinctifs tellement absolus et si faciles à constater, que, même pour les personnes étrangères à la science zoologique, il n'y a vraiment pas moyen de se méprendre sur leur véritable origine.

Ainsi, le mulet, qui résulte de l'accouplement de l'âne avec la jument, présente avec le cheval et avec l'âne des différences tellement caractéristiques, que certainement le savant le plus éloquent ne parviendrait jamais à tromper le dernier des maquignons sur la véritable nature d'un pareil animal. On comprendra donc aisément que si le phénomène de la surconception est possible, il pourrait se produire des cas dans lesquels une jument serait fécondée d'abord par un âne et plus tard par un cheval, ou *vice versa*, de manière à donner ensuite naissance à un petit mulet et à un poulain de cheval.

En consultant différents recueils scientifiques, il m'a été, en effet, possible de réunir un assez grand nombre de faits de ce genre, dont je crois devoir reproduire ici les principaux. Parmi ces faits, il y en a quelques-uns qui ont été observés à une époque déjà assez éloignée. Ainsi, il y en a un dont on trouve la relation

dans les *Mémoires de l'Académie des sciences* de l'année
1753. Ce fait, qui avait été communiqué à l'Académie
par Du Pineau, chanoine régulier de la congrégation
de France, se rapporte à une jument qui, aux environs
de Châtillon-sur-Sèvres, avait produit, d'une même
portée, un poulain et une mule.

A l'occasion de ce fait, le rédacteur de la partie historique des *Mémoires de l'Académie* ajoute la remarque
suivante : « On a déjà plusieurs exemples de superfœtation, mais il y en a peu qui soient aussi décisifs que celui-ci, qui, nécessairement, a exigé le concours de deux
mâles de différente espèce. »

Quelques années plus tard, c'est-à-dire en 1768, les
Mémoires de la même Académie des sciences ont enregistré un fait absolument identique, dont l'Académie avait
eu connaissance par l'intermédiaire de Tillet, un de ses
membres.

Un peu plus près de nous, en 1810, le *Nouveau bulletin
des sciences de la Société philomatique de Paris* (t. II,
3ᵉ année) a publié l'observation d'un cas analogue
arrivé en 1809. En voici la relation textuelle :

« Dans une copie d'un certificat communiqué à la
société, il est constaté qu'une jument poulinière appartenant à M. Lafond, de Latillé, arrondissement de Poi-
tiers, département de la Vienne, a donné naissance, le
15 mai 1809, à midi à une mule et à midi et demi à
une pouliche. La jument avait été servie par un baudet,
et, huit jours plus tard, par un cheval, dit *le Généreux*,
étalon du gouvernement, du dépôt de Saint-Maixent. »

Mais c'est principalement dans les publications modernes de médecine vétérinaire que des faits de cett
nature ont été enregistrés. Et, dans la plupart de ces

cas, on ne se borne pas à noter simplement le fait de la mise au monde, par une jument, de deux petits offrant : l'un le type d'un poulain, l'autre celui d'un mulet ; mais, de même que pour le cas contenu dans le *Nouveau bulletin de la Société philomatique*, on a, en outre, soin de fournir l'explication d'un tel événement, en indiquant que la jument avait été saillie, à un intervalle plus ou moins considérable, par un âne et par un cheval, tandis que, pour les deux faits publiés dans les *Mémoires de l'Académie des sciences*, les auteurs de ces observations sont restés muets à l'égard de ce point, de sorte que là on est obligé de conclure seulement de l'effet à la cause.

Voici quelques-uns des plus marquants de ces faits, de date plus récente.

1° En 1826, Castex, médecin vétérinaire à Toulouse, a publié les détails relatifs à une observation qu'il dit avoir recueillie avec le plus grand soin, et dont la vérité lui a été confirmée par un très-grand nombre de témoins oculaires. Il s'agit d'une jument de 7 ans que le propriétaire du domaine de la Garde, commune de Saint-Pierre de Lage, département de la Haute-Garonne, y entretenait uniquement pour la reproduction. Elle lui avait déjà donné deux produits, lorsque, au printemps de l'année 1815, il donna ordre à son domestique de l'amener au lieu accoutumé pour la faire saillir par le cheval ; ce qui fut fait à plusieurs reprises et à des époques plus ou moins éloignées. Voyant que la jument ne cessait de recevoir le mâle toujours avec un nouveau plaisir, le domestique, transgressant les ordres de son maître, la fit servir d'abord par le baudet, ensuite par le cheval, immédiatement l'un après

lautre. Dès ce moment, la jument ne voulut plus se
laisser approcher par aucun mâle, ce qui porta à croire
qu'elle était pleine, et elle l'était réellement. Le 10 mai
1816, la jument mit bas une mule qui ne parut pas
bien portante. Peu d'instants après, elle accoucha d'une
pouliche morte depuis très-peu de temps, d'après toutes
les apparences, mais du reste bien constituée et n'ayant
aucun vice de conformation extérieure. La mule, malgré les soins qu'on lui prodigua après sa naissance, ne
vécut que vingt-quatre heures. (*Journal pratique de Médecine vétérinaire*, publié par M. Dupuy; Paris, 1826,
page 170.)

2° Lessona a fait connaître l'observation d'une jument
qui, ayant été saillie à seize jours d'intervalle, d'abord
par un baudet, puis par un cheval, avorta, au bout de
six mois, à la suite d'une chute, en expulsant un poulain
cheval, et deux heures plus tard, un petit mulet. (*Gior-
nale di veterinaria*, tome IV, 1855.—*Hering's Repertorium
der Thierheilkunde*, tome XVI, page 263.)

3° Dans un cas observé par Levrier et son frère, une
jument, qui à quinze jours d'intervalle avait été saillie
par un âne et par un cheval, donna naissance à un
poulain de mulet et un poulain de cheval. (*Recueil de
Médecine vétérinaire pratique*, année 1850, tome XXVII,
page 968.)

4° Bissoni a rapporté le cas d'une jument qui après
avoir été saillie quatre fois par le même cheval, accepta
encore un âne que son propriétaire lui fit présenter une
heure après la dernière de ces saillies, et qui, étant
arrivée au terme de la gestation, devint mère de deux
petits : l'un cheval, l'autre mulet, lesquels furent ven-
dus ensuite à l'âge de 6 mois. (*Il Veterinario publicato*

dal dott. L. Corvini, anno V, 1858. — *Hering's Repertorium der Thierheilkunde*, 1859, tome XX, page 71.)

5° Dans une lettre adressée à M. Lafosse, rédacteur en chef du *Journal des Vétérinaires du Midi*, M. Chabaud fils, docteur en médecine, donne des renseignements sur un cas de superfœtation arrivé à Bel-Air, commune de Verniolle (Ariége).

Il s'agit d'une jument qui l'an précédent avait été livrée d'abord au baudet, puis quinze jours après, le rut persistant, à un étalon de la station de Pamiers. Rien d'anormal ne se présenta dans le cours de la gestation. Arrivée au terme, la jument mit bas un poulain parfaitement conformé et bien portant. Malgré l'expulsion de ce produit, les douleurs persistèrent, et quel ne fut pas l'étonnement de son propriétaire de voir dix minutes après naître une mule aussi bien conformée que le poulain et parfaitement viable. Au moment de la publication du fait, la mère allaitait ses deux petits âgés d'environ deux mois qui se développaient à merveille (*Journal des Vétérinaires du Midi*, 1859, p. 70).

6° Dans sa réponse à M. Chabaud, M. Lafosse cite un fait pareil. Voici en quels termes :

« Dans le courant de 1857, une jument appartenant à M. Pujos, juge d'instruction à Lombez, a mis bas le même jour une pouliche et une mule. Ce fait m'a été communiqué par M. Pujos, vétérinaire à l'Isle-Jourdain. J'ai vu, en septembre dernier, la pouliche d'une très-bonne santé et seulement la peau de la mule. Malheureusement on n'a pu avoir des renseignements sur les époques auxquelles ont eu lieu les copulations, de sorte que, comme le fait remarquer M. Lafosse, cette observation est trop incomplète. (*Ibid.*)

7° M. Gilis, vétérinaire, à Molières (Tarn-et-Garonne), a fait connaître l'observation concernant une jument du pays appartenant à M. Blandinières, curé de la paroisse de Sainte-Arthémise, laquelle, après une gestation dont la durée a été de presque douze mois, a donné naissance, vers la fin de mai, à deux produits à terme ne présentant rien d'anormal dans leur conformation. Le premier, qui est une mule, est mort peu de temps après sa naissance; le second est une pouliche bien portante, et tout semble faire espérer qu'elle arrivera à prospérité.

Les accouplements qui ont donné un résultat si extraordinaire se sont opérés ainsi qu'il suit : d'abord la jument fut saillie 7 ou 8 fois de suite par le cheval, mais toujours infructueusement (*au moins en apparence, car il serait très-possible que les phénomènes du rut aient persisté, quoiqu'une première fécondation eût déjà été opérée par une de ces saillies*). Son propriétaire, désespérant alors de pouvoir la faire reproduire, se détermina à la faire saillir le même jour et par l'étalon et par le baudet. A partir de ce moment il put constater, mais à sa grande surprise, que les chaleurs avaient disparu, et que la jument était en état de gestation, ce qui eut lieu en effet; car depuis ce jour elle ne fut plus saillie, et cependant elle donna naissance plus tard aux deux produits dont il a été déjà question (*Journal des Vétérinaires. du Midi*, 1864, t. XXVII, p. 481.)

A ces exemples, qui me paraissent déjà suffisamment convaincants, je crois devoir en ajouter encore deux autres qui me semblent offrir un intérêt tout particulier, à cause des précautions exceptionelles prises par les auteurs auxquels on en doit la connaissance, dans le but de les entourer de toutes les garanties d'authenticité. Le premier consiste dans une observation dont les détails très-circonstanciés ont été publiés par le vicomte Auguste de Vaublanc. En voici la reproduction textuelle :

Cas extraordinaire de superfœtation observée chez une jument. Pendant une tournée faite dans sa circonscription par le vicomte Auguste de Vaublanc, ancien chef du dépôt d'étalons de Saint-Maixent, il lui fut présenté à la station des Ardillières, chez le sieur Goureau, garde-étalons, une jument qui avait été saillie, en 1827, par un baudet dudit sieur Goureau. Le même jour, dans la matinée, le propriétaire l'emmena chez lui, où il la mit au pâturage dans un enclos fermé d'une haie vive et d'un fossé assez profond. Un autre enclos se trouvait à côté et renfermait un poulain entier de deux ans. Cet animal fit si bien qu'il trouva moyen de franchir les obstacles qui le séparaient de la jument et parvint à la saillir plusieurs fois dans la même journée. Comme on craignit que ces saillies eussent fait tort à celles du baudet, on lui ramena la jument, mais elle le refusa. On ne sut alors si elle avait été fécondée par lui ou par le jeune cheval.

Quel ne fut pas l'étonnement du propriétaire au terme de la mise-bas de voir sa jument devenir mère de deux jumeaux bien conformés, bien viables, l'un appartenant à l'espèce chevaline, l'autre étant un mulet bien caractérisé. Ces deux produits furent présentés à M. Vaublanc, en juin 1828. Ils avaient alors trois mois. La jument les nourrissait, et ils se portaient parfaitement. Cet officier supérieur des haras désirant que ce cas extraordinaire de superfœtation fût constaté, se fit délivrer un certificat par le maire de la commune qui attestait le fait. M. de Vaublanc l'atteste de son côté, et en a rendu compte dans le temps à l'administration. C'est là un cas très-rare qui jusqu'ici avait été nié par beaucoup d'auteurs et de personnes éclairées (*Recueil ae médecine vétérinaire pratique*, 1834, t. XI).

Le second de ces exemples, également certifié par le maire de la commune où il a été observé, est rapporté par Caillier, médecin vétérinaire à Mouton (Charente).

Il concerne une jument de 12 ans, destinée à la reproduction depuis trois ans, qui, le 4 juillet 1829, a mis bas à une heure d'intervalle un poulain et un mulet qui tous les deux étaient morts. La jument avait été couverte deux fois dans l'espace d'une demi-heure, d'abord par un baudet, puis par un cheval. (*Journal de médecine vétérinaire théorique et pratique*, 1830, p. 63.)

Ce sont là des faits qui au moins pour cette espèce animale semblent prouver d'une manière péremptoire la réalité de la super-imprégnation.

Toutefois il y a des personnes qui se sont efforcées d'en donner une interprétation différente en leur appliquant deux hypothèses par lesquelles, comme nous l'avons vu plus haut, on a voulu expliquer certains cas analogues, signalés dans l'espèce humaine.

En effet, ici encore on a invoqué l'influence qui avait pu être exercée par le père d'une portée antérieure, influence en vertu de laquelle une jument qui aurait été fécondée une première fois par un baudet, de manière à donner tout naturellement naissance à un mulet, pourrait à la rigueur, si plus tard elle était fécondée par un cheval, encore mettre au monde un mulet, à cause de la persistance de l'influence exercée par le père du premier mulet. Si cela arrivait réellement rien ne s'opposerait à ce qu'on suppose aussi que dans le cas d'une portée double cette influence pourrait bien ne se faire sentir que sur l'un des deux produits de conception.

Voilà pour l'une de ces deux hypothèses.

Quant à l'autre, elle consiste à supposer que les produits résultant de l'union d'individus appartenant à des races ou à des espèces différentes ne sont pas toujours des métis qu'ils présentent au contraire quelquefois les caractères propres à la race ou à l'espèce de l'un des parents. Ceci, une fois admis, il suffirait de faire encore un tout petit pas pour supposer également que, dans le cas d'une portée double, cette exception pourrait bien ne se réaliser que pour l'un des deux produits de conception, de sorte qu'en voyant une jument qui, après avoir été saillie par un cheval et par un baudet, deviendrait mère d'un poulain et d'un mulet, on s'imaginerait que la fécondation a dû être effectuée uniquement par l'âne, et que des petits provenant de cette fécondation, l'un, au lieu d'être un métis, ne tient, quant aux caractères d'espèce, que de l'un de ses parents, c'est-à-dire de la mère.

En se plaçant au point de vue de cette dernière hypothèse, ne serait-il pas très-naturel de penser qu'une pareille portée double devrait pouvoir donner naissance soit à un petit âne et à un poulain, soit à un petit âne et à un mulet tout aussi bien qu'à un poulain et à un mulet?

Eh bien, dans aucun cas, l'une ou l'autre de ces deux combinaisons ne s'est rencontrée.

C'est là certainement une circonstance très-contrariante pour une semblable doctrine. Cependant, comme le champ des hypothèses est illimité, il y aurait sans doute moyen de faire une autre petite supposition pour répondre à cette objection. Il suffirait, en effet, de dire que sous ce rapport l'influence de la mère est plus puissante que celle du père. Il est vrai que cette supposition serait singulièrement en désaccord avec les résultats que fournit une étude tant soit peu attentive des caractères du mulet. Car, à l'exception de la taille, le mulet tient bien plus de l'âne que du cheval; et cela non-seulement, quant au physique, mais même quant au moral, s'il est permis de se servir de cette expression à son égard, tandis que le bardeau qui est aussi un métis résultant de l'union de ces deux espèces, mais au moyen de la combinaison inverse, attendu que celui-ci a un cheval pour père et une ânesse pour mère, semble au contraire, autant que les quelques renseignements, malheureusement très-incomplets, que j'ai pu me procurer sur son compte me permettent de juger, tenir plus du cheval que de l'âne.

Quoi qu'il en soit de ce point, je ne voudrais pas m'arrêter plus longtemps à discuter ces suppositions sur lesquelles je me suis peut-être déjà trop étendu. Car, en réalité, elles ne constituent que des arguties qui, sans doute, pourraient être embarrassantes au plus haut degré, si, en affaire de science, de simples assertions sans preuve devaient être prises en considération. Heureusement il n'en est pas ainsi.

Toute doctrine sérieuse doit s'appuyer non pas simplement sur des hypothèses plus ou moins subtiles, plus ou moins ingénieuses, qui constituent en quelques sorte le sable mouvant de la science, mais sur des faits bien observés et convenablement interprétés, c'est-à-dire in-

terprétés surtout sans parti pris, qui seuls peuvent servir de fondement à un édifice durable.

En vertu de ce principe, il faudrait, pour donner
quelque valeur aux hypothèses mentionnées, qu'on pro-
duisît des observations bien authentiques de faits relatifs, d'une part, à des juments qui, ayant été saillies
seulement par un âne, auraient mis au monde, non pas
des mulets, mais des poulains de cheval, et d'autre part
à des juments qui, après avoir été fécondées une première fois par un âne, auraient eu ensuite la faculté de
donner naissance à de véritables mulets, tout en n'é-
tant plus saillies que par des mâles de leur propre espèce. Or les faits de l'une ou de l'autre de ces deux catégories, où sont-ils? On n'en a jamais produit un seul,
d'où l'on peut, je crois, sans témérité aucune tirer la
conclusion qu'il n'y en a pas en réalité. Car on ne ferait
certainement croire à personne que c'est le désir d'en
produire qui aurait pu manquer aux auteurs auxquels
je viens de faire allusion.

Nous pouvons donc affirmer hardiment que ces rai-
sonnements manquent de leur base indispensable, et
s'il en est ainsi, nous aurions tort de nous y arrêter davantage.

Dans cet état de choses, rien ne s'oppose à ce que
nous regardions les faits que j'ai exposés plus haut,
ainsi que d'autres que je n'ai pas cru devoir reproduire
ici, comme plus que suffisants à établir pour la jument
la possibilité de pouvoir être fécondée successivement
par deux mâles appartenant à deux espèces différentes.
Et ceci étant bien démontré, sous quel prétexte
lui contesterait-on la faculté de pouvoir être fécondée aussi successivement par deux mâles de la

même espèce, ou par le même mâle qu'elle aurait bien
bien voulu accepter à deux reprises différentes. Seulement, dans le dernier cas, la constatation du fait sera
complétement impossible, lorsque les deux fécondations
successives auront été opérées à un intervalle de courte
durée. Cette constatation sera encore bien difficile, bien
délicate, quand les deux fécondations sont effectuées
par deux mâles de la même espèce.

Dans ce cas, toutefois, on en comprend la possibilité
quand les mâles employés pour les deux saillies fécondantes présentent entre eux des différences individuelles
très-prononcées, comme cela peut arriver très-facilement dans l'espèce chevaline. Aussi, a-t-on signalé
quelques faits de ce genre qui me paraissent très-ac-
ceptables. Je n'en citerai qu'un seul exemple.

Il concerne une jument qui ayant été saillie d'abord
par un cheval anglais pur sang, et huit jours plus tard
par un cheval arabe, produisit deux poulains, dont l'un
(femelle) offrait la couleur et les marques du cheval
anglais, tandis que l'autre (mâle) présentait, non-seulement la couleur, mais encore la conformation du cou
et de la tête du cheval oriental. (*Journal de médecine vétérinaire*, publié par les professeurs de l'école de Lyon,
1852, t. VIII.)

Eh bien, si cela est possible pour la jument, ne serait-il pas très-étrange de supposer qu'il ne saurait point
en être de même pour la vache, la brebis, la chèvre, etc.?
Et, en ayant égard à ces données de la physiologie comparée ne devrions-nous pas être tout naturellement con-
duits à penser que très-probablement ce même phénomène pourra aussi se produire dans l'espèce humaine?

Pourtant je dois dire que certaines personnes se sont

élevées contre l'analogie, que sous ce rapport on pourrait être tenté d'établir entre notre propre espèce et les
autres espèces de mammifères, et elles se sont fondées
principalement sur les différences qu'on observe dans
les dispositions anatomiques de l'organe gestateur des
femelles des animaux comparé à l'utérus de la femme.

Car on a fait observer que, par suite de la disposition
bicorne de l'utérus, une nouvelle fécondation après une
première conception, serait bien plus facile à concevoir
chez les femelles des animaux que chez la femme. Et en
vérité, cette remarque pourrait paraître assez fondée,
si la séparation entre les deux moitiés de l'organe gestateur était portée au degré auquel elle l'est effectivement chez quelques rongeurs, tels que le lapin, le
lièvre, etc., chez lesquels la matrice se compose de
deux sacs complétement distincts venant chacun s'ouvrir isolément dans le vagin.

Dans ces conditions, on comprendrait sans difficulté
que chacune de ces moitiés puisse conserver une certaine indépendance fonctionnelle, par suite de laquelle
il serait possible qu'une nouvelle grossesse s'établisse
dans l'une d'elles à un moment auquel l'autre renfer-
merait déjà un produit de conception plus ou moins
avancé en développement, et de cette façon il y aurait
moyen de s'expliquer non-seulement la facilité plus
grande de la superfécondation, mais encore la possibilité de la superfœtation proprement dite.

Mais chez la jument, ainsi que chez la vache, la brebis, la chèvre, etc., il en est tout autrement. Chez ces
animaux, en effet, il existe un col utérin complétement
simple, tant à l'intérieur qu'à l'extérieur; à sa cavité
succède une autre cavité qui appartient au corps de

l'utérus. Celle-ci aussi est simple d'abord, comme chez
la femme; seulement elle présente à son fond ou extrémité antérieure deux prolongements conduisant chacun
à l'origine de la trompe correspondante.

Ce mode de conformation à l'état de vacuité ne dif-
fère donc pas d'une manière essentielle de celui qui est
propre à la femme. Et à l'état de plénitude, que se
passe-t-il? L'œuf dans le cas de grossesse unifœtale
reste-t-il confiné dans l'une des cornes utérines, c'est-
à-dire dans l'un de ces prolongements que nous avons
vus partir de l'extrémité antérieure du corps de l'organe? Nullement. Il occupe au contraire la cavité du
corps, et les deux cornes; seulement des deux prolongements qu'il envoie dans ces deux cornes, l'un est
beaucoup plus considérable que l'autre.

Dans ces conditions, je ne crains pas d'affirmer que ces
légères différences dans les dispositions anatomiques de
la matrice, ne sont nullement de nature à établir entre
ces animaux et l'espèce humaine une différence sensible
sous le rapport de la possibilité d'une nouvelle fécondation, plus ou moins longtemps après le moment où une
première aurait déjà eu lieu. Et comme d'un autre côté,
il existe dans l'espèce humaine, au point de vue des
rapprochements sexuels, des habitudes éminemment
propres à favoriser la superconception, je crois qu'en
somme les chances pour qu'un pareil phénomène se
produise en réalité, sont bien plus grandes chez la
femme que chez la jument, et chez les femelles de la
plupart des autres espèces de mammifères.

J'ai cru devoir m'étendre un peu sur ces considérations parce qu'elles me semblent éminemment propres
à affaiblir les préventions exagérées que quelques au-

teurs, qui se sont occupés de ce sujet, ont montrées à l'égard des faits analogues qu'on prétend avoir observés chez l'espèce humaine dans des contrées peuplées par des individus de race blanche et de race nègre, faits que j'ai plus haut simplement signalés en passant, avant de rapporter les exemples observés chez la jument.

En ce qui me concerne, j'avoue franchement que, bien loin d'être étonné de l'existence réelle de pareils exemples, je le serais plutôt de leur absence, de sorte que je ne puis pas m'empêcher d'exprimer ici de nouveau la conviction que, sinon dans tous, au moins dans la plupart de ces cas rapportés par différents auteurs il s'agissait bien réellement d'exemples de jumeaux engendrés par deux individus différents appartenant chacun à une race différente.

Mais dans tous les cas dont il a été question jusqu'ici, il ne s'agit que de faits dans lesquels les deux fécondations successives ont dû s'effectuer à des intervalles assez courts pour ne pas dépasser la durée d'une période d'ovulation. En effet, en consultant parmi les observations concernant les juments, que j'ai rapportées, celles dans lesquelles on a indiqué la date des saillies opérées par les deux mâles d'espèces différentes, nous voyons que l'espace de temps qui s'est écoulé entre les deux saillies fécondantes n'a jamais dépassé 16 jours, et que quelquefois il a été beaucoup plus court. Il y en a même plusieurs pour lesquelles on prétend que la double fécondation par le cheval et par le baudet a été accomplie dans la même journée.

Toutefois, à l'égard de ces derniers cas, il convient de noter, qu'à l'exception de celui dont on doit la connaissance au vicomte Auguste de Vaublanc, les juments en

question avaient déjà été saillies par l'étalon avant le
jour où elles ont été servies par les deux mâles d'espèces
différentes, de sorte qu'il pourrait se faire que la fécondation opérée par le cheval date d'une des saillies antérieures. Mais comme ces saillies antérieures ne remon-
taient qu'à une date peu éloignée, cette circonstance ne
modifierait en rien la qualification de ces faits.

Il en résulte que tous ces cas constitueraient simplement des exemples de superfécondation et nullement de
superfœtation proprement dite. Or, la superfécondation
est admise aujourd'hui par presque tous les auteurs,
tandis qu'on conteste encore généralement la possibilité
de la superfœtation proprement dite, au moins pour les
cas dans lesquels l'utérus offre les dispositions anatomiques normales (1). Il en résulte que le point important,
le seul vraiment délicat de mon sujet, se rapporte à la
superfœtation proprement dite.

En procédant maintenant à l'examen de cette seconde
partie du problème, j'exposerai d'abord les principaux

_____

(1) Cassan, dont la thèse inaugurale, publiée en 1826, et inti-
tulée : *Recherches sur les cas d'utérus double et de superfétation*, constitue le travail le plus remarquable sur cette matière, s'exprime
à cet égard dans des termes qui ne sauraient pas laisser le moindre doute. Voici, en effet, ce qu'on lit à la page 41 de ce travail :
Résumé des seuls cas possibles de superfétation.

Des considérations qui précèdent, et qui sont toutes basées sur
des faits, je me crois en droit de conclure que hors les cas,

1° d'un utérus double,

2° d'un coït fécondant avant que l'ovule n'occupe déjà la matrice,

3° d'une conception nouvelle pendant l'existence d'un fœtus
extra-utérin, il n'y a jamais eu de superfétation. J'embrasse en
cela l'opinion de Galien, Lamothe, Canestrini, Smellie, Barton,
Baudelocque, Sprengel, Gardien, etc., etc., etc.

faits que certains auteurs regardent comme exemples de superfœtation ; puis j'examinerai si ces faits sont, comme d'autres personnes le prétendent, susceptibles de recevoir une interprétation différente.

Déjà plus haut, j'ai fait la remarque que les observations dont il s'agit peuvent être rangées en deux catégories comprenant l'une les cas d'expulsion à la même époque de deux produits de conception offrant un développement très-inégal : l'autre les cas dans lesquels la sortie de deux œufs est séparée par un intervalle plus ou moins considérable. Je rappellerai en outre qu'à cette occasion je me suis aussi empressé d'établir tout de suite qu'un grand nombre de cas, que l'on a cru pouvoir faire entrer dans ces deux catégories comme autant d'exemples de superfœtation, devaient être expliqués d'une façon complétement différente. Mais en même temps, j'ai eu soin de faire des réserves pour un certain nombre d'entre eux. C'est de ces derniers seulement que j'ai l'intention de m'occuper ici.

En commençant par ceux de la première catégorie j'ai cru devoir signaler d'abord, sans y attacher beaucoup d'importance, quelques cas dans lesquels le plus petit des enfants était mort au moment de la naissance, mais sans présenter quelques-unes des altérations caractéristiques que l'on constate communément lorsque la mort remonte à une date déjà plus ou moins reculée.

1° En 1729, Bouillet, médecin à Béziers et secrétaire de l'Académie de cette ville a communiqué à l'Académie royale des sciences dont il était membre correspondant, un fait observé par Masson, médecin aussi à Béziers et concernant une femme qui, s'étant délivrée d'un embryon enveloppé de ses membranes, bien conformé dans toutes ses parties et âgé d'environ 40 jours (probablement plus âgé?) était accouchée le lendemain à terme d'une fille se portant parfaitement (*Mémoires de l'Académie des sciences*, 1729 ; partie historique).

2° En 1846, le Dr Mounier, médecin à Sainte-Cécile (Vaucluse) a publié la relation assez détaillée d'un fait qui me paraît offrir un intérêt beaucoup plus considérable. Voici les circonstances principales de ce fait.

Une femme de 32 ans nullipare, cessa d'avoir ses règles en juin 1845, et quelques malaises qu'elle éprouva alors lui firent présumer une grossesse. A la fin d'août, ses menstrues reparurent à deux reprises ; l'écoulement dura moins, mais il se montra tout à fait comme précédemment, c'est-à-dire en mettant quinze à vingt jours d'intervalle. Cette circonstance éloigna toute idée de grossesse. Quelques vomissements eurent lieu à cette époque ; bientôt pourtant les signes annonçant cet état devenant de plus en plus évidents, et les règles d'ailleurs n'ayant plus reparu depuis, force lui fut de revenir à sa première opinion. En effet, le 28 février 1846, les douleurs commencèrent à se faire sentir ; elles durèrent le lendemain et la nuit suivante. Vers le matin du 2 mars, on administra 2 grammes de seigle ergoté à cause de l'état d'inertie utérine. Sous cette influence, les contractions s'étant réveillées, amenèrent bientôt l'expulsion d'un enfant mort-né, fort bien constitué, *ayant tous les attributs d'un fœtus à terme*. Le placenta ne tarda pas à être expulsé.

Vers les cinq heures du soir, c'est-à-dire neuf heures après l'accouchement, sans grande douleur, sans effort aucun, elle éprouva la sensation d'un corps qui traversait le vagin. La sage-femme, mandée en toute hâte, en soulevant les draps, trouva un second fœtus de 4 et demi à 5 mois, ayant tous les caractères de cet âge, et possédant cordon, *placenta encore saignant* et enveloppes membraneuses, le tout *parfaitement intact et bien conservé*. Les deux produits étaient du sexe féminin.

A la suite de cette relation, l'auteur fait la remarque suivante : Ce cas offre cela de particulier qu'il semble trouver, par l'état vraiment physiologique qu'a présenté cette femme, sinon son explication, du moins une condition favorable a sa possibilité. En effet, elle a eu ses règles deux fois en août, et cette circonstance devint pour elle une présomption contraire sur son véritable état.

La seconde fécondation dut avoir lieu dans le mois qui suivit ces époques, c'est-à-dire dans le courant de septembre. Les menstrues dès lors ont cessé définitivement de paraître (*Gazette médico-chirurgicale de Paris*, 1846, t. IV).

3° J. Pearson Irving rapporte le fait suivant :

Une femme de 22 ans, forte, bien portante, éprouva le 7 novembre 1858, vers le soir, les premières douleurs d'enfantement qui continuèrent à se reproduire par intervalles irréguliers jusqu'au matin du 11 novembre. A ce moment l'auteur, en l'examinant, trouva l'orifice utérin encore fermé ; mais en retournant auprès d'elle, vers onze heures du soir, il constata la sortie du cordon ombilical d'un fœtus avant terme dont l'expulsion ne tarda pas à avoir lieu avec une certaine quantité de liquide amniotique.

Après cela, on put constater que l'utérus contenait un second enfant qui se présentait par la tête. Les contractions utérines s'étant bientôt ranimées amenèrent l'expulsion d'un enfant *à terme* suivi en peu de temps du délivre.

Le premier enfant qui paraissait avoir de 4 *à* 5 *mois*, *n'avait pas encore subi d'altération appréciable* (Schmidt's Jahr bücher, 1859; t. CII d'après *Med. times and Gaz.*, 1858).

Comme je ne juge pas bien utile de grossir davantage la liste des faits de cette nature, je passerai sous silence un certain nombre de ceux qu'il m'a été possible de recueillir dans divers auteurs. Cependant je tiens à ajouter aux trois qui précèdent un quatrième qui a été publié par Langmore et se rapporte à une femme qui avorta à quatre mois d'un fœtus offrant sensiblement le développement en rapport avec ce terme, lequel probablement avait cessé de vivre déjà depuis quelques jours. Sa sortie fut suivie de l'expulsion d'un second œuf entier renfermant *un embryon de 5 à 6 semaines* qui se trouvait dans *un état parfait de conservation* et de *fraîcheur*, et qui nageait au milieu d'une certaine quantité de *liquide amniotique parfaitement limpide*.

Ce fait ayant donné lieu à une discussion scientifique, Harley et Tanner n'hésitèrent pas à déclarer qu'à leur avis, il s'agissait incontestablement d'un cas de super-fœtation, attendu que si le second enfant eût été le résultat de la même conception que le premier, il aurait fallu admettre qu'il avait cessé de vivre à peu près dix semaines avant le moment de son expulsion, et dans ce cas, il aurait dû se trouver dans un état d'altération très-avancée, attendu que même le plus développé avait déjà commencé à s'altérer (*Monatsschrift für Geburtskunde*, t. XXVI).

J'ai déjà dit plus haut et je répéterai ici que je ne voudrais pas attribuer à ces faits une très-grande valeur, d'abord parce que les auteurs de ces observations ont malheureusement négligé de fournir certains détails très-importants au point de vue de la juste appréciation de l'âge des enfants ; puis surtout parce que le plus petit des enfants étant toujours venu mort, on pourrait, jusqu'à un certain point, admettre qu'il s'agissait simplement de cas dans lesquels l'un de deux jumeaux étant mort, la grossesse se serait prolongée encore quelque temps pendant lequel l'enfant vivant aurait tout naturellement poursuivi son développement. Cependant, en ce qui me concerne, je ne saurais pas partager cette opinion, laquelle me paraît être manifestement en contradiction avec une circonstance dont il faut tenir grand compte et que j'ai déjà eu l'occasion de signaler en passant.

En effet, malgré leur trop grande sobriété en détails les auteurs de ces observations ont eu néanmoins soin d'insister sur cette particularité que le plus petit des enfants, lequel à l'exception du fait de Langmore, était seul mort au moment de la naissance, ne présentait pas encore d'*altération sensible.*

Eh bien, tout le monde sait, que lorsqu'un enfant, mort dans le sein de sa mère, continue à y séjourner un certain temps, il ne tarde pas à subir des altérations très-profondes et tout à fait caractéristiques, pour indiquer que la mort doit remonter à une époque plus ou moins éloignée.

Dans le fait de Langmore, cette circonstance est d'autant plus digne d'être notée que le fœtus dont le développement semblait indiquer un âge utérin notablement plus avancé, et qui, dans ce cas, était également mort, présentait déjà des altérations sensibles, sur la nature desquelles malheureusement l'auteur ne s'est pas exliqué, ce qui est vraiment très-fâcheux.

C'est en considération de cette circonstance que, pour ma part, je suis très-porté à considérer ces faits comme des exemples de superfœtation. Toutefois, je me hâte d'ajouter que des faits de cette nature ne suffiraient certainement pas à eux seuls (même s'ils étaient beaucoup plus nombreux qu'ils ne le sont), à établir la réalité du phénomène dont il s'agit. Je ne voudrais donc pas insister plus longuement sur eux.

Je préfère passer tout de suite à une autre série de faits dans lesquels les différences de développement entre les deux enfants paraissent avoir été tout aussi considérables, quoique le plus petit fût également vivant.

En tête de cette autre série de cas, je mettrai celui concernant la femme d'un chirurgien militaire de Toulouse, cas qui a été observé et publié par Roch Tarbés, officier de santé à Toulouse, et qui se trouve reproduit dans les ouvrages d'un bon nombre d'auteurs modernes.

En voici les détails :

Dans le mois de septembre 1790, l'épouse du citoyen Noel, actuellement chirurgien de seconde classe à l'hôpital militaire de cette ville, âgée d'environ 30 ans, et d'un embonpoint assez considérable, était au dernier mois de sa grossesse.

Elle éprouvait depuis huit jours des douleurs qui n'étaient point réglées ; le neuvième elle entra en travail, et je l'accouchai d'un garçon qui vint naturellement.

Comme j'allais porter ma main dans la matrice pour y chercher le placenta, je trouvai dans la vulve les pieds d'un second enfant qui était enveloppé dans des membranes particulières. Leur rupture donna issue d'abord à des eaux et ensuite à une fille qui vint d'elle-même par les pieds avec la plus grande facilité.

Les deux placentas se trouvaient parfaitement séparés ayant chacun leurs membranes.

Ce qui frappa beaucoup tout le monde, ce fut la disproportion qu'il y avait entre ces deux enfants, car le garçon avait environ 18 pouces, tandis que la fille n'en avait pas 12; qu'elle était sans ongles, n'étant guère mieux formée qu'un enfant de six mois.

Quoiqu'elle n'ait jamais pu téter, on la fit vivre pendant huit jours en lui donnant du lait de vache.

A la fin de cette relation on trouve en outre ce qui suit :

J'atteste tout ci-dessus comme conforme à la plus exacte vérité.

A Toulouse, ce 10 prairial an V de la République, Noel, père desdits enfants. (*Recueil périodique de la Société de médecine de Paris*, t. V, an VII de la République.)

A côté de ce cas, je placerai celui rapporté par le Dr Nægele de Dusseldorf, dans la réunion générale des médecins de la régence de ce nom, qui a eu lieu à Gladbach, le 26 août 1857.

Une femme de Dusseldorf, âgée de 37 ans, qui avait déjà eu cinq enfants, éprouva, au mois d'octobre 1856, les premiers symptômes d'une nouvelle grossesse.

Elle avait eu ses règles pour la dernière fois le 12 septembre.

Le 22 juin 1857, vers neuf heures du soir elle accoucha d'une grosse et forte fille ; puis, une demi-heure après, d'une seconde fille, mais très-petite, qui ne respira qu'en poussant de *faibles gémissements*, et qui ne put *pas prendre le sein*, tandis que la première teta avec une grande vigueur. Pour la nourrir un peu, la mère fut obligée de lui faire tomber dans la bouche des gouttes de lait que, par la pression, elle fit sortir de temps en temps de ses seins. Pour lui conserver sa chaleur, on dut l'entourer de cruchons remplis d'eau chaude.

Ce ne fut que le 5 juillet que l'auteur eut pour la première fois l'occasion de voir les deux enfants, et, deux heures après, le plus petit succomba âgé de 12 jours et demi.

Sa longueur, mesurée après la mort, était de 16 pouces, et son poids de 2 livres et demie seulement. Le pavillon de l'oreille était encore dépourvu de cartilage, les os du crâne présentaient une très-grande mollesse, et les fontanelles une largeur considérable. Les ongles, tant aux doigts qu'aux orteils, étaient encore peu développés, comme cartilagineux. La membrane pupillaire avait disparu. Rien d'anormal du côté des viscères thoraciques.

L'ensemble de ces circonstances, si toutefois on excepte l'état de la membrane pupillaire, s'accorderait assez bien avec l'idée qu'il s'agissait d'un enfant né à 7 mois à peine. Et même, pour ce qui concerne l'absence de la membrane pupillaire, il ne serait pas difficile de s'expliquer ce fait. Comme l'enfant a vécu presque quinze jours, elle pourrait très-bien avoir disparu après la naissance seulement.

L'auteur est donc fortement porté à admettre que, dans ce cas, il a dû y avoir véritable superfœtation, attendu qu'autrement il serait bien difficile de se rendre compte des différences si considérables constatées dans le développement des deux enfants.

La personne qui avait assisté la femme pendant cet accouchement paraît bien avoir remarqué que, des deux placentas complétement distincts, celui du second enfant était un peu plus petit; mais, pour le reste, il paraît avoir été tout à fait normal, de sorte que cette circonstance ne suffirait certainement pas à expliquer l'état si différent des deux enfants.

Dans ce cas, l'auteur a pu en outre obtenir de la femme des renseignements très-précis sur les moments auxquels elle avait subi les approches de son mari, lequel étant employé à la navigation sur le Rhin, se trouvait en voyage pendant une grande partie de l'année, de sorte qu'il ne pouvait cohabiter avec sa femme qu'à des intervalles plus ou moins longs.

Or, voici ce que la femme racontait à l'égard de ces visites de son mari :

Il s'était trouvé chez lui du 21 au 29 septembre, du 5 au 7 octobre, du 6 au 8 décembre, et du 23 au 28 janvier, et la femme ajoutait qu'à chacune de ces époques de nombreux rapprochements sexuels avaient eu lieu (*Monatsschrift für Geburtskunde*, 1857, t. X).

L'auteur ayant poussé l'indiscrétion jusqu'à lui demander si, dans les intervalles, elle n'avait pas eu des rapports avec quelque autre individu, il lui fut répondu négativement, comme on devait du reste bien s'y attendre

Quoi qu'il en soit de ce dernier point, comme le fait observer l'auteur, l'état des deux enfants au moment

de la naissance, porterait tout naturellement à supposer
que très-probablement le premier avait été conçu du
21 au 29 septembre, et le second du 6 au 8 décembre.

Pour ma part, ce qui tend surtout à me faire admettre
que, dans ce cas ainsi que dans le précédent, c'est-à-
dire dans celui de la femme du chirurgien de l'hôpital
militaire de Toulouse, le plus petit des deux enfants a
dû naître assez longtemps avant le terme naturel de la
grossesse, ce n'est pas tant l'exiguité du poids et la petitesse de la taille, que certaines particularités de struc-
ture comme l'état des ongles, etc., et surtout la faiblesse
extrême des manifestations fonctionnelles.

Car il convient de noter que, quand il existe une maladie du placenta, ou n'importe quelle autre circonstance qui, sans le tuer, gêne cependant à un degré
plus ou moins notable le développement de l'enfant,
celui-ci, lorsqu'il est arrivé au terme normal de la vie
intra-utérine, peut très-bien ne présenter que le poids
et les dimensions d'un fœtus qui serait encore assez
éloigné de son terme. Seulement on remarque alors
chez lui une activité fonctionnelle beaucoup plus grande
que ne semblerait le comporter le développement physique. Ainsi, un enfant pareil, qui, quoique extraordinairement petit, est cependant né à terme, respire beaucoup mieux, crie avec plus de force, remue avec plus
d'énergie et surtout tette infiniment mieux que ne le
ferait un enfant de même poids et de même volume, qui
serait venu au monde assez longtemps avant le terme.
On dirait en un mot que, dans leur défaut de développement, il s'agit simplement d'une affaire de *quantité*
et nullement de *qualité*.

Après les faits que je viens de rapporter, j'ai cru

devoir reproduire aussi les deux suivants offrant ceci
de commun que, dans les deux cas, il s'agissait de
grossesses à trois enfants.

Le premier a été observé et publié par le Dʳ Klykpennink, accoucheur à Aalten, en Hollande.

Voici les détails de ce fait :

Le 2 mai 1835, l'auteur fut appelé auprès de la femme
du journalier Jansen à Aalten. S'y étant rendu vers
neuf heures du soir, il apprit par la sage-femme arrivée avant lui, que la femme venait d'expulser un enfant d'*environ 4 mois*, qui se trouvait encore uni à la
mère au moyen du cordon ombilical. La sage-femme
ajouta qu'on sentait en outre des mouvements d'un second enfant, et que, d'ailleurs, le volume du ventre
n'avait pas diminué sensiblement.

En examinant l'enfant expulsé, l'auteur put s'assurer
qu'il *donnait encore des signes de vie*, qu'il était d'ailleurs
bien conformé et que son développement n'indiquait
pas *plus de 4 mois et demi* de vie intra-utérine.

Lorsqu'il l'eut séparé de la mère, celle-ci lui apprit
qu'elle avait déjà eu quatre enfants, tous bien portants,
dont elle était toujours accouchée heureusement et à
terme. En même temps elle manifesta l'étonnement extrême que lui causait la petitesse excessive de l'enfant
qu'elle venait de mettre au monde, puisque, d'après
son calcul, la grossesse devait dater du mois d'août de
l'année précédente. En faveur de cette opinion, elle
fit valoir cette circonstance que l'écoulement menstruel,
qui chez elle n'avait jamais présenté la moindre irré-
gularité, s'était montré pour la dernière fois à la fin
de juillet. Elle fit en outre la remarque que ce moment

coïncidait aussi avec celui du retour de son mari, et qu'elle avait toujours eu la conviction qu'elle devait être devenue enceinte presque aussitôt après.

Elle ajouta de plus que, quatre jours auparavant, elle avait fait une chute à la suite de laquelle elle avait eu un frisson, quoiqu'elle ne se fût pas blessée et que, depuis ce moment, elle ne se fût pas sentie indisposée.

En procédant à l'examen, l'auteur fut frappé par le volume encore considérable et la tension du ventre et il lui fut facile de constater des signes évidents de la présence d'un autre enfant. Car au toucher on sentit (outre le cordon du premier enfant déjà né, qui pendait hors du vagin), à travers l'orifice utérin, ayant la grandeur d'une pièce de 3 florins, des parties fœtales.

Comme les douleurs s'étaient calmées depuis l'expulsion du premier enfant, et comme il n'y avait pas d'indication pour hâter l'accouchement, l'auteur quitta la femme après avoir recommandé à la sage-femme de le faire appeler de nouveau aussitôt que les douleurs reprendraient.

Le lendemain matin il n'y eut encore aucun changement. Mais, dans l'après-midi, les douleurs ayant recommencé amenèrent vers six heures l'expulsion d'un enfant de même sexe et de même volume que le premier; seulement celui-ci avait cessé de vivre, et sa mort semblait même remonter déjà à quelques jours.

La sortie de ce deuxième enfant fut bientôt suivie de celle d'un délivre avec deux cordons.

Malgré cela le ventre conserva encore un volume considérable, et les signes indiquant la présence dans la matrice d'un enfant vivant, lesquels avaient été si évidents quelques heures auparavant, purent encore être constatés ; mais ils devinrent de moins en moins prononcés, de sorte que bientôt on ne put plus les constater que par un examen extrêmement attentif.

Des nouvelles contractions survenant au bout de quelque temps, la femme ne tarda pas à accoucher d'un troisième enfant, qui était du sexe masculin, et offrait le *développement d'un enfant à terme*.

Il était encore *vivant* au moment de la naissance, mais il succomba peu de temps après.

Convaincu qu'il s'agissait là bien certainement d'un fait de véritable superfœtation, l'auteur s'empressa de faire l'acquisition des trois fœtus afin de pouvoir les conserver comme pièces de conviction. (*Schmidt's Jahrbücher*, 1837, t.XV, et *Praktisch Tydschrift*, 1835.)

Comme l'a fait observer la rédaction de *Tydschrift*, il est vraiment très-fâcheux que dans un cas d'une si grande importance, l'auteur ait négligé de faire connaître plusieurs détails qui auraient pu contribuer puissamment à la juste appréciation de ce fait.

Malgré cette imperfection très-regrettable l'observation de Klykpennink me paraît offrir encore une assez grande valeur.

En effet, nous avons vu que sur les deux enfants dont le développement, d'après l'auteur, ne semblait indiquer qu'une grossesse de 4 à 5 mois, l'un *donnait encore des signes de vie* au moment de la naissance et que la mort de l'autre ne paraissait dater que de quelques jours. Or un fœtus de 4 à 5 mois et un fœtus à terme diffèrent l'un de l'autre à un degré tel, qu'il est impossible de se figurer qu'un accoucheur tant soit peu exercé pourrait commettre une faute aussi grossière que celle qui consisterail à attribuer un âge utérin si différent à des enfants nés au même terme de la grossesse.

Le second de ces faits, se rapportant également à une grossesse triple, a été publié par le Dr Rothamel, médecin à Abtérode (Hesse électorale), auquel malheureusement on peut adresser le même reproche qu'à Klykpennink, et qui même les mérite à un plus haut degré puisque son observation est encore bien plus incomplète que celle de l'accoucheur hollandais.

Dans ce second cas, le premier enfant, extrait au moyen d'une application de forceps, offrait les caractères d'un enfant à terme, seulement il était hydrocéphale. Il est né vivant, mais il a succombé au bout de trois heures.

Quatre heures plus tard un deuxième enfant a été extrait au moyen de la version.

Celui-ci ne présentait que le développement d'un fœtus de 6 mois.

Au bout d'un quart d'heure la délivrance s'est opérée spontanément. Le délivre était formé par deux masses placentaires distinctes.

Bientôt après un troisième fœtus a été expulsé.

Celui-ci, qui paraissait avoir 4 mois, était mort mais ne présentait pas encore d'altération bien prononcée. (*Canstatt's Jahresbericht*, 1842.)

Pour finir avec la série de faits de cette nature, je dirai encore quelques mots de deux observations publiées par de La Motte, qui, loin de les faire valoir en faveur de la superfœtation, prétendit au contraire s'en servir comme augments propres à la combattre.

La première se rapporte à une femme chez laquelle il fut mandé le 19 avril 1713, quatre jours après un accouchement n'ayant présenté rien de particulier et chez laquelle il a trouvé un second enfant dont il a fait l'extraction.

Cet enfant, vivant au moment de la naissance, mais succombant presque aussitôt après, n'aurait pas été plus gros qu'un *fœtus de 4 à 5 mois.*

Cette observation très-incomplète est suivie de réflexions destinées à combattre l'idée qu'il y avait eu superfœtation.

On y lit entre autres ceci : « Si cette femme fût encore restée quelque temps avant que d'accoucher, on eût cru sans doute que ce nouvel enfant était une superfœtation par rapport à sa petitesse, qui ne venait que de ce que l'arrière-faix du premier recevait les plus considérables vaisseaux du fond de la matrice, et que celui du petit fœtus était cantonné à un coin où il ne recevait que très-peu de nourriture, qui n'avait pu le faire nourrir et le faire croître autant que l'autre. »

La seconde observation, tout aussi incomplète que la précédente, concerne une femme qui, le 17 février 1714, était accouchée d'un enfant de grosseur ordinaire, et chez laquelle l'auteur a également pu extraire, quelques jours plus tard, un autre enfant qui n'aurait présenté que le développement d'un fœtus né longtemps avant terme, et qui mourut au bout de quelques instants.

Après avoir rapporté ce cas, l'auteur ajoute : « Si cette femme n'eût point ressenti des douleurs aussi fortes que celles qu'elle souffrit, ou même si elle n'en eût eu qu'au bout de deux ou trois mois, *comme cela était très-possible*, et qu'après ce terme elle fût venue à accoucher, n'aurait-on pas cru que c'eût été l'effet d'une

vraie superfœtation? on se serait néanmoins *lourdement*
trompé puisqu'il est *très-certain* (?) que ces deux enfants
avaient été conçus dans le même temps, mais que l'arrière-faix du premier était placé de telle sorte, qu'il recevait le sang des principaux vaisseaux du fond de la
matrice de sa mère ou du moins la meilleure partie,
tandis que l'autre enfant, qui était comme relégué
dans un coin, ne recevait de nourriture que des petits
vaisseaux qui s'y terminent et même en tirait si peu,
*qu'il ne grossit pas plus en neuf mois que l'autre avait fait
en trois ou quatre;* je ne vois donc pas que la superfœtation ait aucune part à ces sortes d'accouchements,
et je regarde, par les raisons que j'ai alléguées, la prétendue superfœtation comme une pure illusion qui
se détruit, pour peu que l'on y veuille faire une sérieuse attention » (*Dissertation sur la génération, sur la superfœtation*, etc., par le sieur de La Motte, chirurgien-
juré, etc.; Paris, 1718).

Il serait bien difficile de prendre au sérieux des raisons pareilles, formulées en ces termes. Certainement
ce ne sont pas elles qui auraient pu convaincre l'auteur,
si celui-ci n'avait pas eu contre la superfœtation un
parti pris d'avance; car même avant de rapporter ces
faits, il avait eu soin de proclamer que la *raison* et l'*ex-
périence* étaient également contraires à la superfœtation.

Quant à moi, j'avoue que ce ne sont pas les raisons
données par l'auteur qui m'empêchent de ranger ces
deux faits parmi les exemples de superfœtation; ce qui
me force de rester dans le doute, c'est uniquement cette
circonstance, que les observations sont trop incomplètes
pour pouvoir m'inspirer confiance. Car, si je pouvais

avoir la certitude que dans ces deux cas, le second enfant *né vivant* n'avait réellement que le développement d'un enfant de 4 à 5 mois, tandis que le premier présentait les caractères d'un enfant à terme, je n'hésiterais pas à déclarer qu'il devait s'agir véritablement de cas de superfœtation.

Je passe maintenant aux faits de la seconde catégorie, lesquels (au moins quelques-uns d'entre eux) paraissent beaucoup plus concluants.

Les faits de cette catégorie, comme je l'ai déjà établi antérieurement, concernent les cas dans lesquels l'expulsion de deux enfants vivants et viables a été séparée par des intervalles de plus ou moins longue durée.

Je laisser..i complétement de côté les cas en assez grand nombre, dans lesquels l'intervalle qui a pu s'écouler entre la naissance de deux enfants jumeaux n'a été que de quelques jours ou même de quelques semaines, parce que ceux-ci ne permettraient nullement d'en tirer une conclusion sérieuse. Je n'aurai donc égard qu'aux cas dans lesquels ces intervalles ont atteint un nombre assez considérable de semaines.

En commençant l'exposition de ces faits, j'ai cru devoir en reproduire d'abord quelques uns dont la connaissance est assez générale, attendu que depuis longtemps déjà, ils ont eu le privilége d'exercer la sagacité non-seulement des accoucheurs, mais encore des physiologistes et même des auteurs d'ouvrages de médecine légale. Le plus important parmi eux est, sans contredit, celui rapporté par Lachausse et concernant une infirmerie de l'hôpital militaire de Strasbourg.

A cause de son importance, je crois devoir le reproduire avec tous ses détails.

Marianne Bigaud, infirmière à l'hôpital militaire de Strasbourg, âgée de 37 ans, mariée, mit au monde, *le 30 avril 1748, un enfant vivant, viable.* L'accouchement fut si prompt et heureux, qu'au bout d'une heure, elle sortit de chez la sage-femme emportant avec elle son enfant et regagna son domicile ; les lochies s'arrêtèrent peu de temps après l'accouchement, ce dont elle s'étonna d'autant plus qu'elles avaient été très-abondantes dans deux couches précédentes.

Au bout de quarante heures elle fit part à la sage-femme de mouvements qu'elle ressentait dans l'utérus ; celle-ci la tranquillisa et la rassura sur une nouvelle couche. Les mamelles, quoique naturellement développées, ne causaient aucune incommodité et ne donnaient pas de lait.

Au bout de quinze jours, cette femme fut obligée de confier son enfant à une nourrice.

Cependant le dégoût pour les aliments, les nausées, tous les signes enfin d'une grossesse, l'inquiétaient et la rendaient de plus en plus certaine qu'elle portait un autre enfant dans son sein. Leriche, à qui elle s'en ouvrit, chercha de tout son pouvoir à lui rendre la tranquillité de l'esprit. Sa santé se dérangea, puis finit par se rétablir. Son ventre augmentant de plus en plus de volume, un accoucheur distingué l'assura, après l'avoir touchée, qu'elle était enceinte de plusieurs mois.

Le 17 septembre de la même année, elle mit au monde une fille vivante, jugée à terme par la conformation de ses membres et les proportions de son corps. La fille mourut au bout d'un an pendant le travail de la dentition. Le garçon ne vécut que deux mois et demi. Leriche qui les vit à leur naissance observa que le garçon n'était pas si grand ni si fort que la fille.

Cette femme, qui dans la suite eut encore deux couches, mais naturelles, étant morte d'une maladie aiguë, en 1755, son corps fut ouvert publiquement et l'utérus trouvé absolument simple (Cassan, *thèse inaugurale*. Paris, 1826 ; d'après la thèse de Lachausse).

Un autre fait également très-curieux est celui de Benoîte Franquet, qui met au monde une fille *le 20 janvier* et accouche *le 6 juillet*, c'est-à-dire après un intervalle de cinq mois et demi d'une seconde fille parfaitement à terme.

C'est dans le *Recueil périodique de la Société de médecine de Paris*, t. II (an V de la République), que j'ai pu trouver les détails relatifs à ce double accouchement si curieux. Voici ce qu'on y lit à cet égard :

La femme qui fait le sujet de l'observation de M. Desgranges accoucha accidentellement, au terme de sept mois révolus, d'un enfant mort, le 20 mai 1779.

Il s'écoula ensuite un mois sans qu'elle pût redevenir enceinte. Elle conçut après ce temps, et le 20 janvier 1780 elle mit au monde une petite fille vivante, qu'on jugea être du terme de 7 mois, et qui fut suivie de l'arrière-faix. L'écoulement puerpéral n'eut lieu qu'à l'instant même de la délivrance ; le lait ne se porta point aux mamelles, et le ventre resta plus gros que de coutume dans les premiers moments de l'accouchement.

M. Desgranges, qui vit cette femme quelques jours après, jugea qu'elle était encore enceinte. Elle ressentait en effet les mouvements de l'enfant trois semaines ou un mois après cette époque, et le 6 juillet suivant elle accoucha d'une seconde fille bien portante, et qui paraissait parfaitement à terme, c'est-à-dire cent soixante-huit jours après la naissance de la première.

L'accouchement eut alors ses suites ordinaires, et la

mère put transmettre au second enfant le lait que la nature lui avait refusé pour le premier.

Ces deux enfants vivaient encore en 1782 (1).

C'est également dans le *Recueil périodique de la Société de médecine de Paris*, de la même année, qu'on trouve l'observation d'un fait concernant une femme d'Arles qui, à cinq mois d'intervalle, est accouchée de deux enfants vivants et paraissant être à terme tous les deux. Comme cette observation présente, de même que la précédente, toutes les garanties d'authenticité, j'ai cru devoir la reproduire également en entier.

En voici donc la relation textuelle :

Superfœtation par Laudun et Bret, avec les réflexions de Piet.

« Le citoyen Laudun, médecin à Arles, a envoyé à la Société, le 30 germinal dernier, le récit de la naissance de deux enfants à terme dont la même mère était accouchée à cinq mois d'intervalle, récit qui a été répété par le citoyen Bret, médecin de la même commune, le 6 floréal suivant.

« Ce fait, rapporté par deux hommes dignes de foi, n'avait pas besoin d'autre témoignage pour ne laisser aucun doute sur la réalité ; cependant il est encore constaté par deux actes de la municipalité d'Arles, délivrés à l'époque respective de la naissance de ces deux en-

(1) L'authenticité de ce cas si extraordinaire a été constatée par un acte passé par devant MM. Caillat et Dusurgey, notaires à Lyon, auxquels la mère a présenté ses deux vivants.

La copie de cet acte a été transmise à Fodéré par Desgranges lui-même, lequel avait été témoin du fait (Fodéré, *Traité de médecine légale*, t. 1, p. 484 et suiv.).

fants, l'un le 23 brumaire an V, et l'autre le 28 germinal de la même année.

« Une femme du faubourg de Trinquetailles-les-Arles accoucha, le 21 brumaire dernier (11 novembre 1796, vieux style), d'une fille jugée à terme (et le citoyen Bret ajoute : Toutes les personnes qui ont vu cette fille au moment de sa naissance m'ont assuré qu'elle avait alors tous les caractères de la maturité et de la vigueur ; et au 4 floréal elle n'avait pas succombé aux suites d'une des plus vicieuses éducations).

« Les lochies se supprimèrent le quatrième jour, le lait ne se porta point aux mamelles, et quoique cette femme désirât fort allaiter son enfant, elle ne put y réussir et fut contrainte, malgré sa pauvreté, de lui donner une nourrice.

« Un mois et demi après cet accouchement, elle fut fort étonnée de sentir des mouvements d'enfant dans son sein ; mais, s'étant rappelé qu'elle avait souffert les approches de son mari le quatrième jour de ses couches, elle crut pouvoir prendre ces mouvements pour le signe d'une conception provenant de ces approches. Elle fut détrompée, car, cinq mois après son précédent accouchement, le 22 germinal ou 11 avril 1797 (vieux style), elle donna le jour à une seconde fille aussi à terme ; le lait, cette seconde fois, monta aux seins, et l'accouchée se disposa à le partager entre ses deux enfants, l'aînée étant sans nourrice ; mais cette aînée était dans un tel état de marasme qu'elle mourut en prairial. »

Suivent les longues réflexions de Piet sur l'interprétation de ce cas. Comme ces réflexions ne contiennent rien de plus particulièrement intéressant, il ne m'a pas semblé utile de les reproduire.

A ces trois faits je crois devoir en ajouter un certain nombre d'autres dont la connaissance est beaucoup moins générale.

Diemerbrœck rapporte l'histoire de la femme d'un soldat qui était accouchée, au mois d'octobre 1637, d'un enfant bien portant et qui paraissait être parfaitement à terme; au bout de sept semaines, lorsque la femme avait repris déjà depuis longtemps ses occupations, elle éprouva, se trouvant à l'église, des phénomènes étranges du côté du ventre.

S'étant rendue chez elle le plus vite possible, elle appela à son secours la sage-femme ainsi que plusieurs autres femmes du voisinage, et c'est en leur présence et à leur très-grand étonnement qu'après avoir éprouvé pendant un certain temps des douleurs d'accouchement, elle expulsa d'abord du liquide, puis un autre enfant, qui était également du sexe masculin, bien portant, et présentait le développement habituel d'un enfant à terme, qui fut nourri par la mère ainsi que le premier.

L'auteur ajoute que tous les deux ont continué à vivre (Diemerbroeck, *Opera omnia*, observatio 59).

A côte de ce cas, je mentionnerai simplement, sans y attacher d'importance, un autre qui a été cité par Le Bas, non pas en faveur de la superfœtation, que sans doute il n'admettait pas, mais en faveur des naissances tardives, dont il se montrait au contraire un des plus ardents partisans. Voici comment il s'exprime à cet égard :

Une femme accoucha, paroisse de Vornay, diocèse de Bourges, 1° d'un garçon *à neuf mois révolus de grossesse*; 2° d'un autre six semaines après. Ils vécurent tous deux. La possibilité de ce fait (de naissance tardive) ne peut être détruite que par la superfœtation (*Nouvelles observations sur les naissances tardives*, par M. Le Bas, maître en chirurgie, etc. Paris, 1765).

Comment Le Bas s'est-il assuré que le premier était bien réellement né *à neuf mois révolus de grossesse?* Sur cette question, l'auteur est malheureusement resté tout à fait muet, et ce silence ôte à ce cas la plus grande partie de sa valeur.

En 1752, le comte de Tressan communiqua à l'Académie des sciences le fait d'une dame qui, étant accouchée d'un enfant à terme, sentit, au bout de la septième semaine, des douleurs très-vives qui la forcèrent d'appeler la sage-femme; celle-ci, l'ayant touchée, trouva qu'elle était dans un second travail très-décidé; en effet, elle accoucha, au bout d'une demi-heure, d'un second enfant vivant, assez maigre et d'environ 5 mois, qui mourut presque aussitôt.

Les parents crurent devoir ensevelir cet événement dans un profod silence, et n'en ont effectivement parlé à M. le comte de Tressan qu'après la mort de cette dame (*Mémoires de l'Académie royale des sciences*, 1752, partie historique.)

A ces faits qui datent d'une époque déjà assez éloignée, je puis en ajouter un certain nombre d'autres qui ont été observés dans les temps modernes.

1. Le Dr Mœbus, médecin cantonal à Dieburg (grand-duché de Hesse), a eu l'occasion d'observer le fait relatif à une femme qui, après être accouchée, le 16 octobre 1833, d'une fille bien portante et offrant toutes les apparences d'un enfant à terme, en a mis au monde une seconde trente-trois jours plus tard, c'est-à-dire

le 18 novembre, laquelle aussi était très-bien portante et paraissait également être parfaitement à terme. (*Schmidt's Jahrbücher*, 1840, II. *Supplement-band*.)

2. Le Dr Thielmann a rapporté le cas suivant :

Une paysanne russe, âgée de 25 ans, qui, dans ses deux grossesses antérieures avait présenté le *phéno-mène si rare de la persistance de la menstruation après la conception*, eut également pendant sa troisième grossesse, qui datait du mois de juillet 1852, *ses règles encore deux fois après la conception*.

Le 27 mars au matin, elle mit au monde une fille assez petite mais bien vivante. La délivrance s'opéra d'une manière normale, mais les lochies ne durèrent que quelques heures, et la sécrétion laiteuse était tellement insignifiante qu'elle ne suffisait pas à nourrir l'enfant.

Ayant repris ses occupations habituelles, au bout de huit jours la femme sentit encore des mouvements fœtaux dans son ventre.

Le 18 mai, c'est-à-dire *cinquante-deux jours* après l'accouchement, un nouvau travail se déclara et eut pour résultat la naissance d'une seconde fille qui était également *vivante* et encore *un peu plus petite que la première*.

A partir de ce moment, la sécrétion laiteuse augmenta à un tel degré qu'elle devint suffisante pour nourrir les deux enfants. (*Schmidt's Jahrbücher*, 1854, tome LXXXIII, et *Medicinische Zeitung Russland's*, 1853.)

3. En 1856, un médecin de New-York, Fordyce Barker, a publié la relation du fait d'une dame de New-York qui étant accouchée, le 10 juillet 1855, d'un garçon bien constitué et paraissant bien à terme, qu'elle nour-

rissait elle-même, mit au monde, *soixante-quatorze jours* plus tard (le 22 septembre), une fille *également vivante* mais *plus petite*.

Elle a pu ensuite nourrir les deux enfants. (*Monats schrift für Geburts-kunde*, 1857, tome IX, et *The American journal med. montly*, 1856.)

A cause d'une circonstance particulière sur laquelle j'aurai bientôt l'occasion de revenir, j'ai cru devoir placer à côté de ce fait un autre dont la relation détaillée est due au Dr Giuseppe Generali, professeur à Modena, et qui concerne une femme de cette ville, laquelle, après avoir eu déjà six enfants antérieurement, accoucha, le 15 février 1817, d'un premier garçon vivant, assez vivace, et offrant tous les indices d'un enfant à terme, puis quatre semaines plus tard (le 15 mars), d'un second garçon également vivant, bien conformé et paraissant à terme.

De ces deux enfants le premier vécut 45 jours, le second 52 jours. (*Annali universali di medicina d'Omodei* 1848, tome CXXVIII.)

Après avoir ainsi exposé un certain nombre des principaux faits qu'on peut invoquer en faveur non-seulement de la simple superfécondation, mais de la superfœtation proprement dite, il nous reste maintenant à examiner les modes d'interprétation que les adversaires de la superfœtation ont proposé pour les expliquer.

Quelques auteurs se fondant sur ce qui arrive normalement chez le chevreuil, ont pensé que dans l'espèce humaine aussi, l'œuf après avoir été fécondé, pourrait dans certains cas exceptionnels demeurer pendant quelque temps dans un état particulier d'inertie physiologique qui devrait alors tout naturellement reculer d'au-

tant le terme de son développement utérin. Et alors en
procédant de supposition en supposition, rien ne s'opposerait à ce qu'on se figure que dans le cas où deux ovules auraient été fécondés simultanément, l'un commence
tout de suite à entrer dans les différentes phases de son
développement, tandis que l'autre resterait pendant un
certain temps dans cette espèce de léthargie hypothé-
tique, d'où il résulterait que lorsque le premier serait
déjà parvenu au terme de sa maturité complète, l'autre
en serait encore plus ou moins éloigné et aurait besoin
pour y arriver de se développer encore pendant un
temps plus ou moins long.

Que ne peut-on pas supposer dès qu'on s'est engagé
dans la voie des hypothèses ! C'est bien aussi le cas de
dire qu'il n'y a que le premier pas qui coûte.

Mais je rappellerai ici ce que j'ai déjà eu l'occasion de
dire et ce qu'on ne saurait trop répéter, à savoir : qu'en
science il ne suffit pas d'émettre des assertions plus ou
moins ingénieuses mais qu'il faut être en mesure de
fournir à l'appui des preuves sérieuses. Or, les preuves
témoignant en faveur de cette hypothèse, quelles sont-
elles ? Il n'y en a aucune, absolument aucune. Il est
donc superflu de nous y arrêter d'avantage.

Celle-ci étant ainsi écartée, il ne reste plus aux adversaires de la superfœtation (dans un utérus normal)
que deux explications possibles. Ou bien on admettra
que le premier des enfants est né plus ou moins avant
terme, tandis que le second aurait prolongé son séjour
dans l'utérus au delà du terme normal de la grossesse,
ou bien on attribuera à l'utérus des femmes chez lesquelles ces faits ont été observés, une disposition anatomique anormale. La première de ces explications

serait certainement très-acceptable pour les cas dans
lesquels la naissance de deux enfants vivants, viables
et à peu près de même développement, n'est séparée
que par un intervalle d'un certain nombre de jours ou
même de quelques semaines. Mais il n'en est pas ainsi
pour les cas dans lesquels cet intervalle a été beaucoup
plus considérable, de manière à s'élever à plusieurs
mois.

Pour ces derniers cas ainsi que pour ceux concernant
des femmes ayant à la même époque donné naissance
à deux enfants, dont les différences de développement
semblaient indiquer nécessairement un âge utérin très-
différent, on a invoqué l'existence d'une anomalie anatomique dont la science a enregistré un assez grand
nombre d'exemples bien authentiques et qui consiste
dans une division de l'utérus en deux moitiés latérales
plus ou moins indépendantes l'une de l'autre. Cette
disposition particulière qu'on désigne quelquefois sous
le nom très-impropre d'*utérus double* (1), peut se rencontrer à des degrés très-divers.

(1) Cette dénomination me paraît d'autant plus vicieuse qu'elle
serait de nature à favoriser une grave erreur quant à l'interprétation du mode d'origine de la disposition en question, erreur qui a
été commise notamment par Littre. En effet, ce savant si distingué,
après avoir rapporté dans tous ses détails un cas très-curieux de
cette nature, s'est demandé si l'anomalie de conformation observée
par lui n'était pas le résultat de la *soudure de deux œufs femelles, dont
toutes les parties de l'un auraient péri, excepté la matrice qui*, par conséquent, se serait trouvée *double* dans le fœtus résultant de ce mé-
lange (*Mémoires de l'Académie royale des sciences*, 1705). Cette supposition du savant académicien est d'autant plus étrange de sa
part que dans le cours de son observation il avait eu grand soin
d'indiquer : que *chaque matrice* n'avait qu'UNE *trompe* et qu'UN
ovaire, qu'UN *ligament rond* et qu'UN *ligament large*.

En effet dans certains cas non-seulement l'utérus, mais encore le vagin peuvent être partagés en deux cavités complétement indépendantes l'une de l'autre.

Dans d'autres cas le vagin est simple, mais la division occupe l'utérus dans toute sa longueur, de sorte qu'au fond du vagin, on voit s'ouvrir deux cols utérins.

Mais le plus souvent le col est simple, et la séparation en deux moitiés latérales n'existe que pour le corps de l'organe dont les deux cavités viennent s'ouvrir dans le col commun.

Cette dernière disposition a été comparée à celle qu'on rencontre à l'état normal chez un grand nombre de mammifères. Dans cette variété on observe quelquefois des cas dans lesquels l'une des cornes du corps ainsi disposé est beaucoup moins développé que l'autre.

Enfin il en existe dans lesquels la cloison de séparation qu'on observe seulement à la surface intérieure est très-incomplète.

Dans la thèse inaugurale de Cassan, déjà citée, on trouve rassemblés un assez grand nombre d'exemples relatifs à ces différentes variétés, et depuis ce moment (1826) leur nombre s'est encore très-sensiblement accru.

En se basant sur la connaissance de ces faits on s'est donc cru en possession d'un moyen très-commode pour se tirer d'affaire dans les cas les plus embarrassants.

Ce moyen consistait tout bonnement à dire que les femmes en question devaient avoir un utérus double, puisque pour ce cas on s'accorde assez généralement à admettre la possibilité de la superfœtation à cause de l'indépendance fonctionnelle qu'on suppose pouvoir exister entre les deux utérus ou plutôt entre les deux moitiés d'un utérus ainsi divisé.

Mais le plus souvent cette prétendue explication ne s'est pas élevée au delà d'une supposition pure et simple. En effet, parmi les cas que j'ai rélatés il n'y en a que deux dans lesquels on dit avoir constaté la réalité d'une pareille conformation, ce sont ceux du professeur Generali, concernant la femme de Modena, et celui de Fordyce Barker, de New-York.

A cause de l'importance du sujet je crois devoir examiner avec quelque soin les détails de ces deux faits. Pour ce qui concerne le dernier, c'est-à-dire celui de Fordyce Barker, la constatation n'a été faite qu'au moyen de la sonde utérine. Or, quiconque connaît les complaisances de cet instrument ne pourra certainement pas s'empêcher de n'accepter une pareille donnée qu'avec une très-grande réserve, d'autant plus fondée dans le cas actuel qu'on avait été évidemment sous l'influence d'idées préconçues.

Comme il s'agissait d'une femme qui à soixante-quatorze jours d'intervalle avait donné naissance à deux enfants vivants, dont le *premier offrait un développement plus considérable que le second,* on n'osait vraiment pas soutenir que les deux avaient été conçus en même temps; et comme d'un autre côté on avait d'avance la conviction que la superfœtation devait être absolument impossible dans un *utérus simple*, on était bien forcé d'admettre *a priori* que la femme devait avoir un *utérus double,* et comme on tenait beaucoup à fournir la démonstration physique de ce fait *annoncé* et *affirmé d'avance,* la femme, quelques semaines après son accouchement fut soumise dans ce but à un examen aussi minutieux que possible.

De cet examen qu'en résulta-t-il? Le vagin fut trouvé *parfaitement normal*. Au fond du vagin il n'y eut qu'*un seul col utérin* parfaitement *normal aussi*. En procédant ensuite à l'emploi de la sonde utérine on constata *un e seule cavité du col*, mais à la profondeur de 3 centimètres on crut trouver deux orifices conduisant dans deux cavités distinctes.

Eh bien, quand on songe à la puissance de la foi même dans les affaires de science il n'y aurait à coup sûr rien d'étonnant à ce que même des hommes très-instruits et très-consciencieux puissent, au moyen de la sonde utérine, parvenir à constater dans la profondeur de l'utérus une disposition qui en définitive n'existerait que dans leur imagination.

Il me semble donc qu'on pourrait, sans faire preuve de scepticisme exagéré, conserver des doutes sur sa réalité tant qu'elle n'aura pas été confirmée par l'autopsie. Il n'en est plus ainsi pour ce qui concerne le fait du professeur Generali.

Dans ce cas l'autopsie ayant pu être pratiquée à la mort de la femme, on s'est assuré que le corps de l'utérus était bien réellement partagé en deux cavités distinctes au moyen d'une cloison complète, de sorte que l'autopsie semblait effectivement donner raison aux personnes qui comme le maître du professeur Generali, le professeur Bignardi, avaient prétendu du vivant de la femme qu'elle devait avoir un *utérus double*.

Mais en réalité cette circonstance est loin d'offrir l'importance qu'on pourrait être tenté de lui attribuer. Car tout d'abord il convient de remarquer que le cas en

question est justement un des moins importants de tous
ceux dont j'ai fait la rélation, attendu qu'ici l'intervalle
qui a séparé la naissance des deux enfants n'a été que de
quatre semaines au juste (du 15 février au 15 mars).
Ensuite j'insisterai surtout sur un point qui me paraît
être d'une importance capitale, à savoir : que dans ce cas
de même que dans celui de Fordyce Barker, si on voulait
prendre à la lettre ce dernier, la division ne s'étendait
pas jusqu'au col. Or, lorsque cette anomalie de conformation de l'organe gestateur se trouve bornée à ce degré,
je ne la crois pas susceptible de contribuer notablement
à rendre la superfœtation plus facile qu'elle ne l'est avec
les dispositions anatomiques habituelles. Pour cela il
faudrait, comme je l'ai déjà fait observer, que la division portât aussi sur le col en même temps que sur le
corps de l'utérus. Eh bien, dans aucun des cas cités
comme exemples de superfœtation, cette particularité
n'a pu être constatée.

Je sais bien que cela ne saurait empêcher les adversaires de la doctrine dont je suis partisan de soutenir qu'il a dû tout de même en être ainsi, parce qu'on
peut toujours tout supposer, tant que l'état réel des
choses n'a pas pu être constaté directement.

Mais malheureusement pour cette supposition, il se
trouve que, parmi les faits cités, il y en a un, et justement un des plus importants, dans lequel le contraire a
pu être démontré. C'est celui de Marianne Bigaud, l'infirmière de l'hôpital militaire de Strasbourg, chez laquelle, comme nous l'avons vu, la naissance de deux
enfants *vivants* et *viables* avait été séparée par un *intervalle de 4 mois et demi passés*.

Il est hors de doute que, si après l'accouchement en

question, cette femme avait été perdue de vue, tout le monde aurait été d'accord pour regarder ce cas comme un exemple incontestable de superfœtation, et que, pour l'expliquer, on n'aurait pas hésité à gratifier la femme d'un utérus double. Heureusement elle a pu être suivie jusqu'au tombeau.

En effet, en 1755, une maladie aiguë ayant mis fin à son existence, Leriche, le chirurgien en chef de l'hôpital auquel la malade avait été attachée comme infirmière, s'empressa d'en faire l'autopsie, et il constata que la surface intérieure de l'utérus ne présentait aucun vestige d'une cloison quelconque.

L'utérus en question, que Leriche eut soin de conserver dans de l'esprit de vin, ayant été ainsi trouvé parfaitement normal, le cas devenait embarrassant au plus haut degré pour les personnes qui n'admettent pas la possibilité de la superfœtation dans l'état de conformation normale des organes génitaux.

Comment pouvait-on bien s'y prendre pour se tirer d'embarras? Ce qu'il y aurait eu de plus commode, c'était de nier le fait; de cette façon, on aurait supprimé le sujet de la discussion. Et il faut bien dire que la thèse de Lachausse citée par tous les auteurs qui se sont occupés de cette matière renferme, si on prenait tout à la lettre, une contradiction étrange qui aurait peut-être pu fournir un prétexte aux personnes disposées à user de ce procédé.

Après avoir reproduit textuellement la relation d'Eisenmann qui, à cette époque, était professeur d'anatomie et de chirurgie à la Faculté de Strasbourg, il dit que la femme ayant succombé trois ans après le temps de cette superfœtation, Leriche en a fait l'autopsie et

qu'il conserve encore dans de l'esprit de vin son utérus qu'il avait trouvé *tout à fait simple*. Comme, suivant
le témoignage de Lachausse lui-même, les deux accouchements en question avaient eu lieu *le 30 avril* et *le
17 septembre* 1748, il s'ensuivrait que la femme aurait
dû mourir en 1751. Mais d'un autre côté dans sa relation *datée du 12 mars* 1752, Eisenmann dit très-expres-
sément qu'à ce moment la femme était de nouveau
enceinte et près d'accoucher.

Il y a là, comme on le voit, une contradiction tellement flagrante, je dirais même tellement absurde,
qu'on est forcé de la considérer uniquement comme le
résultat d'une faute d'impression. Probablement Lachausse voulait dire trois ans après la publication du
fait par Eisenmann, et non pas trois ans après son ac-
complissement, et de cette façon la mort de la femme
daterait bien réellement de 1755 (1).

(1) Comme la thèse de Lachausse paraît assez peu répandue,
attendu que, même à la bibliothèque de la Faculté de médecine de
Paris, il ne m'a pas été possible de me la procurer, j'ai jugé convenable d'en reproduire ici une partie.

Elle porte pour titre : *Dissertatio medica inauguralis de superfœta-
tione vera in utero simplici quam... solemni eruditorum examini subjicit.*
Augustinus Meinradus Lachausse, Bruntrutanus Rauracus.

Argentorati, 1755.

Après des considérations préliminaires auxquelles sont consa-
crées les premières pages, il continue comme il suit :

§ 10.— Prælibatis his itaque, quæ sequentibus illustrandis inser-
vire possunt ad superfœtationem progredimur eamque in fictam,
falsam, impropriam et veram seu exquisitam dispescimus.

§ 11. — ......Veræ et exquisitæ idea erit quæ oritur in utero simplici. Talis est nostra, cujus non solum possibilitatem sed et realita-
tem stabiliet experientia ; meum vero erit, modos diversos in quibus

Quoi qu'il en soit de cette interprétation du texte de
Lachausse, toujours est-il, qu'à l'exception de Fordyce
Barker de New-York, qui paraît avoir fait quelques réser-

locum habere potest, explicare. Dixi primo experientiam hanc sus-
cipere causam. Sequens observatio sufficienter docebit.

§ 12. — Hæcce observatio a celeberrimo domino Leriche noso-
comii regii Argentinensis chirurgo primario facta excellentissimo
domino Eisenmanno in universitate argentoratensi anatomiæ et chi-
rurgiæ professori publico ordinario, et præceptori summe collendo
communicata et ab ipso in tabulis anatomicis uteri duplicis obser-
vationem rariorem sistentibus his verbis exposita est.

§ 13. — Maria Anna Bigaud, 37 annos nata, Edmundo Vivier
ægrorum famulo in nosocomio militari quod Argentinæ est, nupta
die trigesima mensis aprilis anni 1748, hora decima matutina puerum
viventem maturum enixa est. Adeo prompte et feliciter puerperium
hocce succedebat, ut post horam a lecto surgeret atque puerum
secum exportans domo obstetricis ubi partus labores superaverat,
ejus ulnis suffulta egrederetur domicilium suum quod in nosocomio prædicto obtinebat, repetitura. Lochia mox a partu substi-
terunt, quod eo magis mirabatur, quod in duobus primis, quæ
hæcce præcesserant, puerperiis lochia copiosa fluxerint. Vix elapso
quadrante horæ a partu motum in utero sensit, ejusque obstetri-
cem certiorem reddidit, existimans novum adhuc instare partum ;
hæc illam quieto animo esse jubet, motum iterim, uti prægnantes
in utero percipiebat. Mammæ licet magnæ a natura nullam moles-
tiam creabant ne lacte turgescebant, ita ut quindecim post dies, puerum nutrici conductitiæ tradere coacta fuerit. Ciborum fastidium
nausea, verbo : eadem signa, quæ gestationis tempore percipiebat,
phenominis modo allegatis juncta animum agebant anxium,
ipsamque de imprægnatione certiorem faciebant. Hæc omnia mihi
aperuit, atque suspiciones bene stabilitas existimans, animi tran-
quillitatem ipsi inducere pro virili annisus sum ; sanitas ejus labe-
facta anxiis inquietudinibus maximam partem debebat, verum
hanc dein meliorem cum animi tranquilitate recepit, tandem ad-
vertens abdominis tumorem magis magisque increscentem, tactum
viri experientissimi hujus civitatis arti obstetritiæ dediti admisit
qui ipsam a multis mensibus prægnantem judicavit.

Decimo septimo mensis septembris anni prædicti, hora quinta matu-

ves, les nombreux auteurs qui se sont occupés de ce
sujet sont parfaitement d'accord non-seulement sur le
fait des deux accouchements arrivés à un intervalle de

tina peperit filiolam ex membrorum conformatione et corporis
magnitudine maturam judicatam. Locchia in ultimo hocce puerpe-
rio fuere copiosa, mammæque sufficientem pro lactatione album
suppeditârunt rorem ; puera hæc completis duobus post primum
ætatis annum diebus sub dentitione denata est, cum puer post duos
ætatis suæ menses cum dimidio ad plures abierit; huncce et ipsius
sororem non longe a nativitate vidi ; ille nec tam magnus erat, nec
adeo torosus, utpote ob patris inopiam negligenter habitus, quam
hæc, quæ matris ubera sugens torosa erat et obesula. Ex hac his-
toria colligere est, quod mulier hæcce eo, quo peperit puerum,
tempore medium gestationis filiolæ tempus egerit, nam ratione
subducta ab ultimo aprilis usque ad decimum septimum septembris
quatuor menses cum dimidio elapsi numerantur. Persuasum mihi
habeo, *nullam superfœtationem hacce certiorem unquam fuisse.*

Addo : prædictam mulierem partui nunc proximam ab ultimo
hocce peperisse semel.

Dabat Argent. die 20, martii 1752.

(Je me suis assuré que ce paragraphe renferme bien réellement
la relation fidèle d'Eisenmann dont j'ai donné plus haut la traduc-
tion française d'après Cassan, lequel a toutefois omis les dernières
lignes et notamment la date que je tenais à indiquer ici.)

§ 14. — Notanda venit summa utriusque partus differentia, sicut
et uteri structura.

1. Mulier ab *hujus superfœtationis tempore tribus absolutis annis*
morbo acuto interrempta est. Post mortem Dominus Leriche ute-
rum ex cadavere ablatum dissecuit et *simplicem omnimodo inventum
in spiritu vini adhucdum servat.*

2. ....

Il est évident que l'expression : « Ab hujus superfœtationis tem-
« pore » doit renfermer une faute d'impression. Probablement au
lieu de : « Ab hujus superfœtationis tempore, » il faudrait lire :
Ab hujus narrationis, ou *Ab hujus relationis tempore.* Dans ce cas, la
date de la mort et de l'autopsie de cette femme serait bien conforme
à l'indication qu'on trouve dans tous les auteurs qui ont parlé de
ce fait.

4 mois et demi passés, mais encore sur la date et le résultat de l'autopsie pratiquée par Leriche. Et comme
presque tous auraient eu intérêt à contester au moins
le dernier point, il est à peu près certain qu'ils se seraient empressés de le faire, s'ils avaient cru le pouvoir
sans commettre un acte de mauvaise foi. Il est probable
que la lumière leur sera venue encore d'autres sources
qu'il m'a été malheureusement impossible de découvrir.
Quel que puisse en être le motif, en présence de cette
unanimité à peu près complète pour admettre le fait
sans restriction qu'on rencontre de la part des auteurs
les plus distingués, dont la plupart auraient été certainement très-disposés à le contester, je suis pour ma
part d'autant moins porté à le mettre en doute qu'avec
l'opinion que j'ai à l'égard de la superfœtation je
n'éprouve pas les mêmes difficultés pour m'en expliquer la possibilité.

Je l'accepte donc très-volontiers dans tous ses
détails.

Le fait étant ainsi admis, les auteurs qui nient la
possibilité de la superfœtation dans un utérus ordinaire
se sont livrés, pour lui donner une interprétation plus
ou moins acceptable, à diverses suppositions parmi lesquelles il y en a qui sont vraiment extravagantes. Ainsi
on a été jusqu'à émettre l'opinion que l'utérus de cette
femme pourrait bien avoir présenté antérieurement la
disposition exigée par la théorie, et qu'une maladie
(imaginaire) pourrait avoir fait disparaître plus tard la
cloison de séparation des deux cavités primitivement
distinctes.

Afin qu'on ne puisse pas se figurer que j'exagère,
j'ai cru devoir reproduire textuellement un passage

d'Adelon se rapportant à ce cas : « Dans les deux autres cas (celui d'Eisenmann et celui de Desgranges), il pouvait y avoir utérus double ou bicorne, et on n'a pas vérifié ce fait chez la femme observée par le Dr Desgranges. A la rigueur, la femme dont parle Eisenmann, a été ouverte après sa mort et a présenté un utérus simple ; mais son ouverture n'a été faite que sept ans après la superfœtation ; et qui assure qu'une cloison, qui aurait alors partagé en deux l'utérus et aurait permis la double grossesse, ne se serait pas détruite depuis ? Cette supposition est aussi raisonnable que celle qui nous présente le sperme pénétrant jusqu'à l'ovaire, malgré la clôture des orifices de l'utérus et des trompes ! » (*Physiologie de l'homme* par Adelon, etc. 2e édition, 1829, tome IV, page 107.)

Je m'empresse d'ajouter qu'il ne s'est trouvé aucun autre auteur disposé à partager cette manière de voir. Il y a plus, Adelon lui-même a hésité à la prendre au sérieux ; car, après l'avoir exposée, il continue dans les termes suivants : « Cependant, comme on ne peut pas affirmer qu'il n'y ait pas des grossesses dans lesquelles l'orifice de l'utérus reste ouvert et les trompes accessibles, peut-être est-il sage de ne pas nier absolument la possibilité des superfœtations. »

L'explication la plus généralement acceptée par les auteurs est celle qui consiste à admettre que les deux enfants vivants et viables, dont cette femme est accouchée à un intervalle d'un peu plus de quatre mois et demi, avaient été conçus en même temps, mais qu'ils s'étaient développés, l'un plus rapidement, l'autre plus lentement que de coutume, en sorte que l'accouchement aurait été précoce pour l'un et tardif pour l'autre.

Eh bien, n'est-il pas déjà singulièrement étrange de supposer que des aptitudes, si diamétralement opposées, aient pu se rencontrer chez deux enfants, qu'on suppose non-seulement issus des *mêmes père et mère,* mais encore *conçus au même moment,* et qui, par conséquent, ont dû, à bien des égards, se développer dans des conditions tout à fait identiques.

Cependant ne nous arrêtons pas à cette considération préliminaire, et voyons plutôt comment les auteurs qui se sont ralliés à cette opinion ont procédé au juste pour interpréter les faits.

Ce qui frappe tout d'abord, c'est la divergence considérable qui, sous ce rapport, règne parmi eux.

Les uns, en effet, admettent que la naissance du premier a dû avoir lieu à sept mois juste, et celle du second à onze mois et demi. C'est là l'opinion adoptée et défendue par Cassan, dans le travail déjà cité plusieurs fois.

D'autres, au contraire, font naître le premier déjà à six mois et le second à dix mois et demi passés (dix mois dix-sept jours). C'est notamment l'opinion émise par Hamel et Londe dans un rapport fait à l'Académie de médecine en 1843, à l'occasion d'un travail qui lui avait été adressé par Levrat aîné, de Lyon.

Voici en quels termes les auteurs de ce rapport se sont exprimés à l'égard du fait dont il s'agit : « Or, ne peut-on pas supposer que les deux enfants ont été conçus *le même jour,* et que l'un d'eux est né trois mois avant le terme, tandis que le second est né UN PEU APRÈS : le premier *à six mois* et l'autre *à dix mois dix-sept jours.* »

Avant d'aller plus loin, je ne puis m'empêcher de

signaler tout particulièrement à l'attention les mots : *un peu après terme*, que contient cette phrase, et qui s'appliquent à l'enfant lequel, suivant eux, serait né à dix mois dix-sept jours.

Ces mots, en vérité, me paraissent témoigner d'une naïveté digne d'un autre âge, et surtout d'un autre milieu. Pour qu'ils aient pu passer sans être relevés par les membres de la section d'accouchements, il faut que ceux-ci aient été bien distraits à ce moment-là. Il n'y manquait vraiment plus qu'une chose : c'est qu'à propos de celui qui, suivant eux, serait venu au monde à six mois juste, ils disent aussi *un peu avant terme*.

Mais n'insistons pas sur ce petit détail d'un intérêt bien secondaire, et ne nous occupons que du point principal.

Eh bien, pour ma part, je n'hésite pas à déclarer qu'en ce qui concerne le premier né, l'explication de ces deux savants me paraît complétement inadmissible, quoiqu'ils soient restés à son égard dans les limites de la légalité juridique, puisque la loi française a fixé le commencement de la viabilité à six mois révolus.

Comme le fait toujours observer M. le professeur Pajot, la viabilité à six mois peut être considéré comme un acte de galanterie du législateur envers certaines femmes récemment mariées. Et, en effet, il y a lieu de se demander si les personnes qui font remonter la viabilité à six mois juste, ne sous-entendent pas parler seulement des enfants nés six mois à partir du mariage de leur mère, ce qui n'est pas toujours la même chose que six mois après la conception.

Je n'hésite pas à affirmer que, s'il s'est trouvé des facultés de médecine assez complaisantes pour se prononcer en faveur de la légitimité d'enfants nés viables, même notablement avant six mois, elles doivent s'être inspirées de considérations *d'ordre social* plutôt que *d'ordre physiologique.*

C'est là certainement ce qui a dû arriver à la Faculté de Leipzig, qui, ayant été consultée sur la légitimité d'un enfant *très-bien portant, né cinq mois et dix-huit jours* après le retour du mari de sa mère, répondit « qu'il arrivait SOUVENT que des enfants étaient *très-formés à cinq mois, et qu'ils vivaient étant nés à ce terme.*

S'il s'est rencontré des auteurs capables de prendre au sérieux une pareille décision, cela prouve simplement la naïveté de ces auteurs, ainsi que de l'époque à laquelle ils ont vécu, puisqu'il est hors de doute que si, par impossible, on parvenait encore aujourd'hui à trouver une faculté de médecine qui voudrait bien consentir à prononcer une sentence de ce genre, on s'efforcerait certainemert en vain de la faire accepter par des personnes ayant quelques notions de physiologie.

A la rigueur, je comprendrais bien qu'on pourrait voir naître des enfants viables, n'offrant que le poids et les dimensions qu'on observe chez les enfants n'ayant que six mois d'âge utérin, ou même moins encore, parce qu'il n'y aurait rien d'étonnant à ce que, déjà, pendant la vie intra-utérine, il existât entre l'âge du sujet, d'une part, et son poids et ses dimensions d'autre part, une disproportion analogue à celle qu'on peut rencontrer dans la vie extra-utérine.

Quelle différence énorme n'y a-t-il pas entre un géant et un nain de même âge !

Eh bien ! qu'on examine chez les deux les éléments anatomiques constitutifs des différents tissus, on verra qu'ils sont absolument identiques à tous les points de vue, ce qui explique que, malgré les différences extrêmes de taille, le mode suivant lequel fonctionnent les organes qui composent les principaux appareils organiques du nain, est exactement le même que chez le géant de même âge, tandis qu'il n'est pas le même chez un enfant qui aurait la taille et le poids du nain.

S'il en est ainsi on conçoit très-bien qu'un fœtus nain, qui à neuf mois ne pèserait qu'une livre (1), pourrait être bien plus viable qu'un fœtus de six mois dont le poids serait doublé, parce que physiologiquement parlant le développement serait beaucoup plus considérable chez le premier que chez le second, attendu que la question de viabilité dépend essentiellement du degré d'évolution des éléments anatomiques et par conséquent de leurs aptitudes physiologiques. Les questions de poids et de volume n'y jouent qu'un rôle très-secondaire. C'est en un mot plutôt une affaire de qualité qu'une affaire de quantité.

J'ai cru devoir insister un peu sur ce point, afin de montrer que, lorsqu'il s'agit de décider de l'âge et de la viabilité d'un fœtus, il ne faudrait pas attacher trop d'importance à certains caractères d'ordre purement physique, comme le poids et les dimensions, mais qu'il

(1) Béclard rapporte le cas d'une naine *de 7 ans*, ayant à peu près les proportions d'un enfant nouveau-né venu à terme, attendu qu'elle ne pesait *que 8 livres et demie*, et que sa longueur n'était que de *moins de 22 pouces*. En venant au monde, elle n'aurait pesé qu'une livre et demie, quoique sa naissance se soit effectuée au terme ordinaire. S'il en était ainsi, on comprendrait sans difficulté que, malgré l'exiguïté extrême de son poids elle pouvait être beaucoup plus viable qu'un enfant né à sept mois seulement, et dont le poids aurait été double. (*Bibliothèque medicale*, t. LVIII.)

faudrait surtout faire attention aux conditions histologiques des principaux organes, attendu que c'est essentiellement de ces dernières que dépendent les aptitudes fonctionnelles des tissus et des organes qu'ils contribuent à former.

Voyons maintenant l'opinion de Cassan, qui en faisant naître le premier à sept mois juste, est obligé de reculer la naissance du second jusqu'à onze mois et demi passés.

Ici la grande difficulté est relative non plus au premier mais au second de ces enfants, parce qu'on comprendrait bien jusqu'à un certain point que le premier avait pu naître assez viable à 7 mois; mais peut-on admettre que la naissance du second ne se soit effectuée qu'à 11 mois et demi passés?

Pour pouvoir se prononcer sur ce point il s'agirait, avant tout, de savoir quelle est au maximum la durée que dans l'espèce humaine la grossesse utérine peut présenter, l'enfant étant vivant.

Cette question du plus haut intérêt qui de tout temps a préoccupé énormément non-seulement les accoucheurs et les physiologistes, mais encore les médecins-légistes et les législateurs a été il y a maintenant juste un siècle le sujet d'une discussion très-passionnée qui avait été soulevée à l'occasion du fait suivant :

« Un vieillard, de 72 ans passés, avait épousé une femme de 30 ans, dont il n'a point eu d'enfants pendant près de quatre ans que leur mariage a duré.

« Il tomba malade la nuit du 7 au 8 octobre 1762; sa maladie commença par une fièvre et une oppression violente qui n'ont pas cessé jusqu'à sa mort. L'oppression était si forte qu'il fut toujours assis dans son lit, ne pouvant tenir dans une autre situation et disant à ses gardes de ne pas le laisser dormir dans la crainte où il était d'être suffoqué. Il n'avait pas la force de se mettre à genou sur son lit pour le premier des besoins; on lui passait à peine le vase nécessaire aux malades les plus affaiblis; ses gardes ne le quittaient ni jour ni nuit.

« Il avait un pied et une partie de la jambe gangrenés dès le 21 octobre. Les médecins et les chirurgiens opinèrent à l'amputation; son état de faiblesse et de dissolution totale s'y opposa; on considéra qu'il lui serait impossible de soutenir cette opération et qu'en la faisant on ne ferait qu'avancer sa fin par un tourment inutile.

« Il fit un testament par lequel il pria un magistrat proche parent d'un de ses héritiers collatéraux d'assister au partage qui serait fait entre eux de son argent et de son argenterie.

« Renée, sa femme, ne couchait point dans sa chambre et il n'eût pas été possible qu'elle y couchât; cette chambre se ressentait du genre de la maladie; on y respirait une odeur insupportable, au point que le médecin, le chirurgien, l'apothicaire et les gardes étaient obligés de tenir très-souvent les fenêtres ouvertes.

« La gangrène, l'oppression et la fièvre ne cessèrent pas de faire des progrès jusqu'au 17 novembre qu'il mourut, environ deux heures de l'après-midi, âgé de 76 ans.

« Plus de trois mois et demi après sa mort, Renée, sa veuve, témoigna des doutes de grossesse, sans pourtant déclarer l'époque qu'elle entendait donner à cette grossesse et sans permettre qu'on la visitât. Les héritiers collatéraux nommèrent un médecin et un chirurgien pour être les surveillants de son état, lui rendre des visites et assister à l'accouchement, si aucun arrivait.

«Cet accouchement est arrivé en effet, mais n'est arrivé que le 3 octobre 1763. Renée en ressentit les premières douleurs le 3 octobre au matin, et environ midi elle mit au monde un enfant mâle, bien constitué, dans l'état ordinaire d'un enfant de 9 mois. Jusqu'à ce moment elle n'avait eu aucunes douleurs qui annonçassent un accouchement; le sien a été facile, et il n'y a aucun signe qui puisse faire présumer que l'ordre de la nature ait été troublé ni retardé dans ses opérations.

« Or, à compter du 8 octobre 1762, jour de la maladie du mari jusqu'au 3 octobre 1763, jour de l'accouchement inclusivement il y a eu un an moins quatre jours. Il y a onze mois et demi depuis le 21 octobre, jour que la gangrène se manifesta. Et, à compter du jour de la mort seulement, il y a dix mois dix-sept jours sans accident, sans douleurs, sans aucune circonstance dont on puisse induire que la grossesse a pu être naturellement d'une durée beaucoup plus longue que les grossesses ordinaires. »

Sur cet exposé on demande si l'enfant de Renée doit être réputé l'enfant légitime de son mari (Ont signé : Bouvart, Bellot, Borie, Mac-Mahon, Macquart, Solier).

J'ai cru devoir reproduire cette relation dans tous ses détails parce qu'ils me semblent propres à contribuer singulièrement à la juste appréciation de la valeur morale de cette triste affaire.

En ce qui me concerne, j'ai en effet la conviction la plus profonde qu'il aurait été impossible de trouver ni hommes de loi, ni hommes de science disposés à défendre la légitimité du pauvre petit enfant né **dans ces** conditions s'il n'y avait pas eu l'appât d'un gros héritage en litige à dévorer. Mais, grâce sans doute à cette circonstance, il s'est engagé une discussion très-violente à laquelle ont pris part un grand nombre de savants distingués de cette époque, et qui probablement se serait prolongée jusqu'à consomption complète de l'héritage en question si au bout de quatre ans un événement inattendu, la mort de la malheureuse veuve qui pendant ce temps avait été exposée à de cruelles déceptions n'y avait pas mis brusquement un terme ou au moins n'en avait pas changé le but et les caractères.

En consultant les documents relatifs à cette fameuse discussion, on voit que les arguments scientifiques s'y réduisent à bien peu de chose. D'un côté et de l'autre on en a eu la prétention de s'appuyer sur le témoignage des auteurs dont les doctrines, en ce point comme en bien d'autres, sont très-discordantes et parfois si vaguement formulées, qu'en plusieurs occasions les deux partis ont cru pouvoir revendiquer en leur faveur l'opinion du même auteur. En dehors de cela, les adversaires des naissances tardives, parmi lesquels figurent en première ligne Louis et Bouvard se sont fondés principalement sur la prétendue invariabilité des lois de la nature dans toutes ses productions, et par conséquent sur la fixité inévitable du terme de la gestation.

C'était là évidemment un procédé défectueux au plus haut degré. En effet, il n'y a que les faits qui puissent nous conduire à la connaissance des lois de la nature et qui puissent nous éclairer sur le degré de fixité ou de variabilité de ces lois. Ces auteurs n'auraient donc pas dû ignorer que vouloir subordonner les faits à une doc-

trine basée seulement sur des idées théoriques préconçues est une prétention tout à fait inadmissible en science;
que toute doctrine sérieuse, au lieu de pouvoir dominer
les faits, est au contraire dominée par ceux-ci à un
point tel qu'aucune doctrine au monde, quelque ration-
nelle, quelque absolue qu'elle puisse paraître, ne saurait
se maintenir contre la puissance irrésistible d'un seul
fait bien établi.

Se fonder sur l'invariabilité théorique des lois de la
nature pour combattre des faits qui devaient paraître
propres à l'infirmer, ce n'était en vérité autre chose que
tourner dans un cercle vicieux.

D'un autre côté, les partisans des naissances tardives,
parmi lesquels on remarque Bertin, Lebas et Petit,
procédèrent d'une manière qui n'était pas moins vicieuse.

Ils firent valoir en leur faveur une foule de soi-disant
faits ramassés de tous les côtés, qui, le plus souvent,
ne présentent aucune garantie sérieuse d'authenticité,
et ils invoquèrent surtout des sentences prononcées en
faveur de quelques-uns de ces faits par certains tribunaux et certaines facultés de médecine.

Mais les décisions des tribunaux et des facultés de
médecine à l'égard des faits de cette nature qui ont été
soumis à leur appréciation sont loin d'être toutes favorables à la doctrine des naissances tardives; et non-
seulement il y a eu sous ce rapport des divergences
d'un tribunal à l'autre, d'une faculté à l'autre, mais il
est en outre arrivé plus d'une fois que le *même tribunal, la même faculté*, ont émis presque à la *même époque*
deux avis complétement opposés.

C'est ainsi que notamment la faculté de Leipzig a

donné le spectacle d'une flagrante contradiction avec
elle même, puisque cette bonne faculté, que nous avons
déjà vu émettre un avis bien étrange en faveur de la
viabilité des enfants nés à cinq mois, a eu la naïveté de
se prononcer pour la légitimité d'un posthume venu au
monde *un an et treize jours* après la mort du mari de
sa mère, tandis que, quelques années auparavant, elle
avait au contraire poussé la rigueur jusqu'à refuser
nettement et fermement la légitimité à un posthume
venu *dix mois et neuf jours seulement* après la mort du
mari de sa mère. Et d'ailleurs, il est bien clair que
même l'uniformité absolue de toutes ces décisions ne
pourrait pas être considérée comme une preuve d'une
valeur absolue, attendu que les décisions des tribunaux
et des facultés, pas plus que les théories les plus ingénieuses des savants, ne possèdent la propriété de pouvoir modifier les conditions et la signification d'un
fait.

Il y a donc, comme il est facile de le voir, d'un côté
et de l'autre une pénurie extrême de raisons vraiment
scientifiques, et c'est très-probablement cette circonstance qui aura porté les auteurs de cette déplorable
discussion à se rabattre sur des arguments d'un autre
genre.

C'est ainsi que des deux côtés on n'a pas manqué
d'invoquer l'*honneur* et les *intérêts sacrés* de la famille, le
respect dû aux morts, etc., exactement comme pourraient le faire les avocats le plus à la mode d'aujour-
d'hui, et qu'on a en outre puisé assez largement dans
le vocabulaire des injures dont on s'accablait mutuelle-
ment, comme si celles-ci pouvaient tenir lieu de preuves
dont le défaut était par trop manifeste.

J'ai à peine besoin de dire qu'une discussion engagée dans des conditions pareilles et poursuivie dans ces termes n'était pas précisément de nature à contribuer beaucoup à la solution du problème des naissances tardives. Bien loin d'être éclaircie, la question, à la fin de ce long débat, était peut-être encore un peu plus obscure, un peu plus embrouillée qu'à son début.

Diverses tentatives faites ultérieurement dans le même but n'ont pas eu plus de succès, ce qui, du reste, se comprend très-aisement, attendu que dans l'espèce humaine la détermination précise du terme de la grossesse présente trop souvent des difficultés pour ainsi dire inabordables.

Pour ne parler d'abord que des causes d'*erreur involontaire* de la part des femmes, elles sont déjà bien nombreuses et parfois bien difficiles à éviter.

Combien de fois ne voit-on pas des femmes de la plus complète bonne foi et n'ayant d'ailleurs aucun intérêt ni à tromper, ni à se tromper, qui affirment être déjà plus ou moins avancées en grossesse, lorsqu'en réalité elles ne sont pas enceintes; et cette singulière illusion peut même se rencontrer chez des femmes qui ont déjà eu des enfants, et qui, par conséquent, devraient être bien plus à l'abri d'une méprise de ce genre.

Plus d'une fois, il est en outre arrivé que des femmes sont parvenues à faire partager leur fausse conviction à des accoucheurs de premier ordre.

S'il est possible de se tromper à ce point, quant à l'existence même de la grossesse, il serait étrange de se figurer qu'on ne saurait pas se tromper au même degré quant au terme de la grossesse, attendu que sur ce dernier point les erreurs sont bien plus faciles que sur le premier. Qu'une femme qui se croit enceinte à un moment auquel elle ne l'est pas le devienne plus tard, comme cela peut très-bien arriver, l'erreur deviendra presque inévitable, quand le moment de la conception *réelle* et celui de la conception *imaginaire* ne sont pas trop éloignés l'un de l'autre.

Si ensuite on voulait aborder le chapitre des *erreurs volontaires*, ce serait bien autre chose, surtout dans les grands centres de population, auxquels, pour des raisons suffisamment connues, on donne généralement la préférence lorsqu'il s'agit d'entreprendre des recherches ayant pour but de fixer la science sur des questions de cette nature. Ici les causes d'erreur sont tellement variées, et souvent tellement complexes, que les personnes les plus sagaces et les plus expérimentées ne sauraient se flatter de ne pas en devenir victimes dans certains cas.

Tous les accoucheurs, toutes les sages-femmes, ainsi que les médecins s'occupant de certaines spécialités, pourraient, en dévoilant les confidences reçues, révéler des faits capables de produire le plus douloureux étonnement, et bien propres surtout à rendre profondément sceptiques les personnes les plus naïves, les plus crédules.

Les recueils scientifiques eux-mêmes renferment une riche collection de faits de ce genre, faits bien authentiques et bien caractéristiques, dont je n'ai pas besoin de reproduire ici de nombreux exemples. Je n'en citerai qu'un seul observé et publié par Elias von Siebold et qui aurait pu faire croire à l'existence d'une grossesse de presque douze mois.

Il s'agissait d'une jeune campagnarde qui, au moment

de son admission à l'hôpital de Würzbourg, paraissait
avoir la plus ferme conviction que l'origine de sa grossesse remontait à un rapprochement sexuel auquel elle
s'était livrée immédiatement après la dernière appari-
tion de ses règles. D'après cette indication très-précise,
elle aurait déjà été à son terme. Néanmoins, son accouchement n'eut lieu qu'au bout de douze semaines.

C'est alors seulement qu'elle se décida à faire connaître une circonstance qui expliquait à merveille la contradiction entre l'événement et la conviction dont la
femme avait été très-réellement pénétrée au moment
de son entrée à l'établissement.

Voici ce qui s'était passé de particulier.

Conservant encore quelques doutes sur les conséquences de l'acte qui avait eu lieu aussitôt après sa dernière époque menstruelle, elle s'était enfin décidée à
aller consulter sur son état un chirurgien-barbier. Celui-ci, après l'avoir examinée, lui déclara avec cette as-
surance incomparable, je dirai presque avec cet aplomb,
que l'ignorance jointe à la mauvaise foi peut seule donner, qu'elle était bien réellement enceinte.

Se croyant ainsi parfaitement renseignée sur sa position, la malheureuse eut la faiblesse de céder aux sol-
licitations du chirurgien-barbier, lequel avait commis
l'indélicatesse de lui demander un certain service per-
sonnel en insistant sur cette considération, que dans
l'état dans lequel elle se trouvait déjà, cela ne pouvait
plus avoir pour elle aucune conséquence fâcheuse, et
de cette façon, la grossesse que la pauvre femme attri-
buait tout naïvement à un rapprochement sexuel an-
térieur, ne datait en réalité que du moment de ses relations avec l'auteur si peu scrupuleux de ce diagnostic

d'une grossesse qui n'existait pas encore en réalité. (*Journal für Geburtshülfe*, 1815, t. I, Ab. 3.)

J'ai cité cet exemple de préférence à d'autres, parce que cette femme, tout en se trouvant dans une situation favorable au développement des erreurs volontaires, était cependant de bonne foi, et c'est cette circonstance qui a permis de trouver l'explication très-naturelle de la contradiction apparente.

Supposons maintenant que le premier des deux individus avec lesquels la femme avait eu des rapports sexuels ait été son mari ou quelque grand personnage auquel elle aurait désiré pouvoir attribuer la paternité de son enfant, sa bonne foi aurait-elle été bien assez puissante pour la déterminer à faire connaître ses relations avec le barbier? Je crois que c'est plus que douteux. Et alors il serait arrivé probablement dans ce cas ce qui est arrivé dans un autre très-analogue qu'Elias von Siebold a fait connaître à la même occasion, et dans lequel un individu a été condamné par les tribunaux à subir les conséquences d'une paternité à laquelle il était certainement étranger.

Si on pouvait pénétrer tous les mystères d'ordre social qui trop souvent accompagnent la conception dans l'espèce humaine, il est plus que probable que dans un très-grand nombre d'exemples de naissances prétendues tardives de même que précoces, le fait s'expliquerait tout naturellement par quelque circonstance plus ou moins analogue à celle qui donnait si bien raison du cas que je viens de rapporter.

Ce sont sans doute principalement des considérations de cette nature qui ont pu conduire les législateurs de certains pays à la détermination d'interdire la recherche

de la paternité malgré les très-graves inconvénients
qu'ils devaient redouter d'une pareille mesure, laquelle
en définitive constitue, il faut bien le dire, quoique ce
soit trop triste, un véritable système d'infanticide moral puisqu'en privant les filles-mères de tout droit à
des secours de la part de leurs séducteurs, elle met un
grand nombre d'entre elles dans l'impossibilité matérielle de consacrer à leurs enfants les soins dont ils auraient besoin d'être entourés.

Quoi qu'il en soit de ce point d'un intérêt bien plus
social que scientifique, et qui, en tout cas, est étranger
au sujet dont je traite ici, c'est aussi en raison de ces
difficultés immenses que quelques auteurs, désespérant
de pouvoir parvenir à la solution de ce problème au
moyen de faits recueillis dans l'espèce humaine même,
ont pensé qu'il était peut-être préférable de s'adresser
pour cela à quelques-unes des espèces animales les plus
voisines de la nôtre, afin de conclure ensuite des observations faites dans ces animaux à ce qui doit se passer
chez nous.

Cette idée était sans doute très-rationnelle, car d'une
part, personne n'oserait plus contester qu'il s'agit
manifestement de phénomènes physiologiques qui offrent d'un côté et de l'autre les plus grandes analo-
gies et d'une autre part, il est évident que chez les animaux il y aurait moyen de prendre des précautions à
l'aide desquelles il serait possible d'éviter sûrement les
sources d'erreur dont j'ai signalé l'existence pour l'espèce humaine.

Cependant cela n'est pas encore si facile qu'on pourrait se l'imaginer ; car, d'une part, il faut bien savoir
que, sous le rapport de l'acte fonctionnel dont il s'agit,

les animaux partagent dans une certaine mesure avec l'espèce humaine la faculté de pouvoir tromper la surveillance la plus active ; d'autre part, il arrive quelquefois ce que nous avons vu pour la jument dont l'histoire a été rapportée par Castex, c'est-à-dire que ceux qui ont pour mission d'empêcher les fraudes les favorisent au contraire, comme, du reste, cela se voit aussi malheureusement quelquefois pour l'espèce humaine.

Le travail le plus remarquable de ce genre est celui de Tessier dont les résultats ont été publiés dans les Mémoires de l'Académie des sciences, de 1817.

Ce travail, qui est cité par tous les auteurs modernes, nous renseigne sur la durée de la gestation : chez 577 vaches, 447 juments, 2 ânesses, 912 brebis, 8 femelles de buffles, 4 chiennes, 25 truies et 161 lapines, ce qui donne un chiffre total de 2,136 observations. De l'ensemble de ces observations il résulte très-clairement que, contrairement aux assertions de Louis, Bouvard et autres, le terme de la gestation, dans les animaux, ne présente nullement une fixité absolue ; qu'on peut, au contraire, observer chez eux des naissances précoces et des naissances tardives.

Pour ne nous arrêter qu'à ces dernières, nous voyons que, chez la vache, dont la durée habituelle de la gestation est sensiblement la même que pour l'espèce humaine puisqu'elle est de 275 à 290 jours, ce dernier terme a été dépassé dans 78 cas. Et, sur ces 78 cas, il y en a eu 7 dans lesquels la gestation s'est prolongée au delà de 300 jours, c'est-à-dire au delà de 10 mois de 30 jours. Cette durée extraordinairement longue a été 2 fois de 301 jours, 1 fois de 302 jours, 1 fois de 304 jours, 2 fois de 306 jours, 1 fois de 307 jours, 1 fois de 309 ours et 1 fois même de 321 jours.

En ce qui concerne la jument, chez laquelle la durée normale de la gestation est de 11 mois à 11 mois et demi, Tessier a rangé les 447 observations qu'il avait à sa disposition en deux catégories comprenant, l'une, les juments qui n'avaient été saillies qu'une seule fois : l'autre, celles qui avaient été saillies plusieurs fois.

Sur les 277 qui forment la première catégorie, 28 ont dépassé le terme de 12 mois, et 3 d'entre elles même celui de 13 mois de 30 jours, 1 étant accouchée à 391, 1 autre à 408, et 1 troisième à 419 jours, de sorte que, chez cette dernière, le terme de 11 mois et demi aurait été dépasé de 74 jours.

Quant à la brebis, pour laquelle la durée normale de la gestation est de 150 à 153 jours, c'est-à-dire de 5 mois environ, sur 912 cas relevés par Tessier, le terme de 153 jours n'a été dépassé que de très-peu, les gestations les plus longues ayant été de 157 jours.

Je ne dirai rien des autres espèces pour la plupart desquelles d'ailleurs les observations sont trop peu nombreuses.

En fixant maintenant notre attention plus particulièrement sur les faits relatifs aux vaches et aux juments, dont la durée normale de la gestation est égale (vache), ou même supérieure (jument) à celle de la femme, nous voyons que ces faits sont incontestablement favorables à la doctrine des naissances tardives dans l'espèce humaine.

Pourtant ils ne le sont pas au degré auquel on pourrait peut-être se le figurer et auquel surtout il le faudrait, pour pouvoir suffire à l'explication du cas de Marianne Bigaud. En effet, pour la vache qui, au point de vue de la durée de la gestation, constitue l'animal le plus comparable à la femme sur le chiffre de 577 cas observés, le terme de 9 mois et demi n'a été dépassé que d'un mois juste et ce maximum (321 jours) n'a été observé qu'une seule fois.

Comme on voit, cela est bien loin d'atteindre la proportion qu'on suppose exister dans le cas de Marianne Bigaud. Il est vrai qu'à cela on pourrait répondre que le nombre de ces observations n'est pas assez considérable pour qu'on soit en droit de regarder ce maximum comme définitif, et que d'ailleurs pour la jument, il existe un fait dans lequel le terme normal a été dépassé de 74 jours, c'est-à-dire d'environ 2 mois et demi.

Cette dernière circonstance serait sans doute d'une assez grande importance si les résultats obtenus par Tessier pouvaient être acceptés sans aucune réserve. Mais je n'hésite pas à dire qu'il n'en est nullement ainsi. Sans vouloir nier les grands mérites de ce travail, je crois néanmoins qu'il faut tenir grand compte d'une circonstance qui en diminue énormément la valeur ; c'est que les faits qui lui servent de base n'ont pas été observés par l'auteur lui-même, qui pour se les procurer a été dans la nécessité d'avoir recours à des intermédiaires de qualité très-diverse. Dans ces conditions il est bien difficile ou même impossible d'éviter les trop nombreuses causes d'erreur.

Il y a plus : les chances d'erreur sont d'autant plus considérables et d'autant plus inévitables, que les intermédiaires sont plus nombreux et de qualité plus diverse. Eh bien, pour donner une idée du grand nombre d'intermédiaires dont Tessier a été obligé de se servir, il me suffira de noter que ces observations ont été faites dans quinze départements de la France (Seine,

Seine-et-Oise, Seine-et-Marne, Seine-Inférieure, Calva-
dos, Orne, Loiret, Loire-Inférieure, Corrèze, Haute-
Vienne, Charente-Inférieure, Haute-Garonne, Meuse,
Meurthe, Léman), de plus en Piémont et en Wurtem-
berg. Aussi, l'auteur a-t-il prévu lui-même les objections
que, sous ce rapport, on ne pourrait pas manquer d'élever contre son travail et bien loin de songer à les réfuter
s'est-il simplement efforcé d'en atténuer l'importance.

Voici, en effet, dans quels termes caractéristiques il
s'est exprimé à cet égard : « Quoique j'aie écarté tout ce
qui pouvait me donner un soupçon d'équivoque, cependant il pourrait se faire que *quelques indications ne fus-
sent pas strictement exactes.* Mais comme tous les observa-
teurs ont présenté des gestations de diverses latitudes
et plus ou moins prolongées, *ils se contrôlent ou plutôt
ils se confirment les uns les autres. En en retranchant même
quelques-unes,* on aurait assez de prolongations pour en
tirer des conséquences remarquables. »

En présence d'un pareil aveu de la part de l'auteur,
ce serait, à mon avis, une faute grave de considérer des
données semblables comme pouvant servir de base in-
faillible pour fixer la science sur un point d'une détermination si délicate. Ce serait, en quelque sorte, vouloir
être plus catholique que le Pape lui-même, attendu que
l'auteur, bien loin de garantir l'exactitude complète de
ses observations, exprime simplement l'espoir que les
erreurs à leur égard, erreurs dont il admet très-bien la
possibilité, pourront se corriger, se neutraliser mutuelle-
ment, ce qui pourrait être vrai s'il s'agissait uniquement de fixer la durée moyenne de la gestation. Mais
pour cela nous n'avons nullement besoin de recourir
aux observations faites chez les animaux, puisque ce

but peut très-bien être atteint au moyen de faits recueillis dans l'espèce humaine même, malgré les difficultés dont nous avons pour elle signalé l'existence.

C'est seulement au point de vue des cas exceptionnels qu'il aurait été extrêmement désirable que la lumière pût nous venir d'une autre source. Et c'est justement à leur égard que les recherches de Tessier ne remplissent plus du tout les conditions nécessaires; car ici les erreurs en plus et en moins, au lieu de se compenser, de se neutraliser, ne font que s'ajouter les unes aux autres pour vicier davantage les résultats.

La même chose arriverait encore si nous voulions, comme Tessier aurait été disposé à le faire, éliminer quelques-uns des cas qui figurent aux extrémités opposées de ses tableaux. Cela sans doute ne changerait rien à la moyenne; mais, je le répète, ce n'est pas celle-ci qui nous intéresse. Ce sont au contraire uniquement les cas qui occupent l'une des extrémités des tableaux correspondants qui pourraient nous être utiles. Et de cette façon il arriverait que si parmi les faits éliminés il y en avait quelques-uns d'exacts, nous nous serions privés justement des plus précieux à conserver.

Supposons que sur le tableau concernant les vaches nous voulions supprimer les trois derniers faits (ceux à 307, à 309 et à 321 jours) nous conclurions que la durée la plus longue aurait été de 306 jours seulement, au lieu de 321 et que par conséquent le maximum dont le terme de neuf mois et demi aurait été dépassé, au lieu d'être d'un mois environ, ne serait plus que d'environ quinze jours.

En procédant de la même façon pour le tableau des juments, nous obtiendrons en éliminant les trois der-

niers cas (ceux à 391, à 408 et à 419 jours) la durée
maximum de 388 jours au lieu de 419, ce qui constitue
une différence de 31 jours, et de cette façon le maximum, dont le terme de onze mois et demi aurait été dépassé au lieu d'être de 74 jours, c'est-à-dire de deux
mois et demi, ne serait plus que de 43 jours, c'est-à-dire
à peine d'un mois et demi.

Maintenant de quelle autorité nous permettrions-nous
d'éliminer ainsi seulement trois faits de chacun de ces
tableaux? qui est-ce qui nous dira que parmi les cas
éliminés, il n'y en ait pas quelques-uns de parfaitement exacts? Il pourrait même se faire que tous soient la
pure expression de la vérité comme aussi tous pourraient
être erronés. Personne ne saurait nous tirer d'embarras
sur ce point.

Il m'a paru nécessaire d'entrer dans ces détails, parce
que les auteurs qui ont l'air de considérer le travail de
Tessier comme constituant une sorte de dogme se gar-
dent bien de mentionner les réserves que l'auteur
lui-même a cru devoir faire.

Dans ces conditions, je crois que pour arriver à la solution du problème en question, il est encore bien préférable de s'en rapporter au sentiment des accoucheurs.

Ceci étant posé, je suis fermement convaincu qu'on
ne parviendrait pas à trouver un accoucheur sérieux
à qui on ferait croire à l'existence dans l'espèce humaine d'une grossesse utérine prolongée jusqu'à onze
mois et demi passés, l'enfant étant vivant. Et du reste,
même en admettant la possibilité de cet événement pour
le cas de Marianne Bigaud, toutes les difficultés ne seraient pas encore levées. En effet, on serait alors obligé
de supposer que le premier né est venu au monde à 7 mois

juste, et dans ce cas, il serait bien étonnant qu'il ait pu vivre le temps qu'il a vécu réellement.

Je sais bien qu'il n'est pas absolument impossible de conserver à la vie des enfants nés à ce terme. Mais comment y parvient-on ? C'est comme à Moscou ou à Saint-Pétersbourg on parvient à faire vivre en serre chaude les plantes des pays tropicaux. Ce n'est qu'en leur prodiguant les soins les plus incessants et les plus minutieux. La moindre négligence, la plus légère imprudence peut en quelques instants compromettre les résultats péniblement obtenus dans l'espace de plusieurs jours ou même de plusieurs semaines.

Eh bien, il suffit de songer aux conditions dans lesquelles cet enfant s'est trouvé au moment de sa naissance, pour avoir la certitude que les soins extraordinaires dont je viens de signaler la nécessité ont dû lui faire défaut.

Sa mère, qui était une simple infirmière d'hôpital militaire, comprenait si peu l'importance des soins que pouvait réclamer son état, ainsi que celui de son enfant, qu'elle n'a pas craint de quitter la sage-femme chez laquelle elle était accouchée, le jour même de son accouchement, en emportant son enfant, qu'elle a gardé avec elle pendant quinze jours, en lui donnant sans doute de la bouillie indigeste et du lait plus ou moins altéré, pour le confier ensuite à une nourrice mercenaire, laquelle probablement l'aura soigné à peu près à la manière de ces campagnardes d'aujourd'hui, lesquelles, suivant une expression qui, tout récemment, a eu un retentissement si douloureux, semblent se donner pour mission de paver les cimetières des villages avec les enfants des citadins.

Pour admettre qu'un enfant né à sept mois juste, puisse résister dans des conditions pareilles, il faudrait le supposer doué d'une ténacité vitale à peu près inconnue en pays civilisés. Et dans le cas qui nous occupe, ce serait un événement d'autant plus étonnant, qu'il s'agit d'un enfant provenant d'une grossesse gémellaire, parce que toutes choses étant égales d'ailleurs, les chances de viabilité sont bien moins considérables pour les jumeaux que pour les enfants ordinaires. Il est bien vrai que le premier des enfants de Benoite Franquet, qui ne pouvait pas avoir dépassé notablement le terme de sept mois, a vécu. Mais il est permis de croire qu'il se trouvait placé dans des conditions beaucoup plus avantageuses que celui de Marianne Bigaud. Il est en outre vrai que ce dernier n'a vécu que 2 mois et demi, et les auteurs du rapport académique dont j'ai parlé plus haut, n'ont pas manqué d'insister sur ce point. Mais en vérité, quand on réfléchit aux conditions si défavorables dans lesquelles cet enfant s'est trouvé placé dès sa naissance, on sera obligé de convenir que le seul fait d'avoir résisté deux mois et demi suffit pour prouver que son aptitude à la vie extra-utérine devait être assez développée. Car, en définitive, ce sont principalement les premières semaines que les enfants nés longtemps avant leur entier développement ont tant de peine à traverser.

Je ne veux pas m'étendre davantage sur ces considérations, qui me paraissent déjà plus que suffisantes à démontrer que, pour expliquer ce fait, les adversaires de la superfœtation sont obligés de se livrer à toute une série de suppositions dont chacune prise isolément doit paraître bien hasardée, et dont la réunion constitue un ensemble discordant d'une telle invraisemblance, qu'il serait bien difficile de l'accepter, même dans le cas ou une autre explication plus plausible nous ferait complétement défaut.

Dans ces conditions, il me semble que la superfœtation constitue une interprétation bien plus simple, je dirais volontiers, bien plus naturelle, surtout si on voulait admettre en même temps que le premier de ces deux enfants est venu au monde quelques semaines avant son terme. Et cette supposition s'accorderait assez avec une remarque que contient la relation d'Eisenmann. Il y est, en effet, noté expressément que Leriche, qui avait eu l'occasion de voir lui-même les deux enfants, au moment de la naissance, avait constaté que le premier était moins grand et moins fort que le second.

Si par hasard cette supposition était conforme à la réalité, il s'ensuivrait que la deuxième conception aurait dû s'effectuer environ trois mois et demi après la première, et à ce moment, on peut, je crois, sans aucune difficulté, en concevoir la possibilité avec un utérus normal.

C'est aussi à peu près à cette époque que la seconde fécondation a dû s'opérer dans le cas de Benoîte Franquet, rapporté par Desgranges, cas dans lequel la naissance des deux enfants a été séparée par un intervalle de cinq mois et demi. Nous savons, en effet, que le premier de ces enfants ne pouvait pas avoir dépassé sensiblement le terme de sept mois, attendu qu'il est venu au monde seulement huit mois après un accouchement précédent, ce qui porterait bien le moment de a deuxième conception à trois mois et demi après la

première en supposant que le second enfant soit né à
terme, ce qui paraît avoir eu lieu réellement, de sorte
que pour ce fait encore nous pouvons très-bien nous
en rendre compte sans être obligés d'admettre une
conformation anormale de l'utérus.

Il n'en est pas de même pour ce qui concerne la
femme d'Arles qui, à cinq mois d'intervalle, a mis au
monde deux enfants vivants et viables. Chez celle-ci,
en effet, on dit que le premier enfant paraissait être
venu à terme, et s'il en était ainsi il faudrait admettre
que la seconde fécondation a eu lieu cinq mois après
la première. Eh bien, j'avoue qu'à une époque aussi
avancée de la grossesse, la superfœtation me paraît singulièrement difficile à comprendre dans l'état de conformation normale des organes. Est-ce à dire que pour
cela il faudra conclure que chez celle-ci il devait réellement exister une disposition anatomique exceptionnelle? Assurément non. Pas plus qu'il ne faudrait conclure
que Benoîte Franquet ne devait point présenter d'anomalie de conformation du côté de ces organes, parce que
chez elle il y a moyen de se rendre compte du phénomène avec les dispositions anatomiques habituelles.

La seule conclusion incontestable et à coup sûr très-
regrettable qu'on peut en tirer, c'est que ces observations sont très-incomplètes. Et cette conclusion malheureusement s'applique plus ou moins à toutes celles
que contient ce petit travail, ainsi qu'aux autres que
j'aurais pu y ajouter et qu'à cause de cela même j'ai
laissées de côté.

Car même celle de Lachausse qui est certainement
la moins imparfaite de toutes est bien loin d'être exempte
de ce défaut capital, puisqu'elle ne donne de détails

suffisants ni quant à l'état des deux enfants au moment de la naissance, ni quant aux résultats de l'autopsie de leur mère. De plus elle contient, comme nous l'avons vu, à l'égard des dates, une erreur qui pour n'être que la conséquence d'une faute d'impression n'en est pas moins très-regrettable.

J'avais eu l'intention d'ajouter aux faits recueillis dans l'espèce humaine que j'ai rapportés plus haut, un certain nombre d'exemples analogues qu'on a pu observer chez diverses autres espèces de mammifères. Mais après y avoir bien réfléchi, je me suis décidé à ne pas les reproduire, d'abord parce que ces observations sont aussi extrêmement incomplètes, et ensuite parce que les faits auxquels elles se rapportent ne seraient pas plus concluants que ceux signalés dans l'espèce humaine, attendu que les deux fécondations successives qui, suivant toute probabilité, ont dû avoir lieu chez les femelles en question, avaient été effectuées sinon toujours par le même mâle, au moins par des mâles de la même espèce, de sorte que les deux produits ne pouvaient par le fait de leur nature accuser des pères différents.

Il m'aurait fallu pouvoir produire des faits relatifs à des juments qui ayant été saillies à deux époques assez éloignées par un cheval et par un baudet, auraient ensuite donné le jour à deux petits, l'un poulain, l'autre mulet, offrant chacun un développement en rapport avec le temps écoulé depuis le moment de la sailie respective.

A mon très-grand regret, je n'ai pas pu me procurer des observations de cette nature, malgré toutes les peines que je me suis données pour cela. Mais je dois dire que j'en suis beaucoup moins étonné que contrarié, attendu que si on réfléchit un peu à l'ensemble des conditions exceptionnelles indispensables pour que des faits de ce genre puissent se réaliser, on comprendra sans difficulté que les occasions pour en constater des exemples ne pourront se produire que dans des circonstances excessivement rares.

En effet, d'une manière générale, la superfœtation proprement dite a bien moins de chances de se réaliser chez les animaux que chez l'homme, parce que, chez ceux-là, les femelles n'acceptent le mâle que lorsqu'il s'est développé en elles *spontanément* l'état physiologique particulier qui les rend aptes à concevoir, tandis que chez l'espèce humaine l'habitude des rapprochements sexuels en dehors de ces moments peut au contraire *accidentellement* amener cet état à un moment auquel il ne se serait pas développé spontanément.

Ce n'est pas tout. En supposant que cela arrive, c'est-à-dire en supposant qu'une jument déjà fécondée présente néanmoins encore les phénomènes du rut comme si elle n'était pas pleine, on se gardera bien de satisfaire à ses désirs en la livrant de nouveau au mâle, parce qu'on craindrait, et cela non sans quelque raison, de compromettre le résultat de la première saillie. On ne le ferait que dans le cas où l'on se tromperait sur l'état réel de l'animal, c'est-à dire dans le cas où, par suite de la réapparition des phénomènes du rut, on conclurait que la saillie antérieure était restée sans effet. Et alors qu'arrivera-t-il très-probablement? Le plus souvent on la livrera encore au même mâle, ou au moins à un mâle de même espèce, c'est-à-dire on la fera saillir encore par un baudet, si la première fois on s'était proposé d'obtenir un petit mulet, ou bien encore par un cheval dans le cas où antérieurement on avait voulu se procurer un poulain.

Dans cet état de choses, je suis bien loin d'avoir la folle prétention de vouloir fixer définitivement la science sur un point si controversé. Je sais au contraire très-bien que ce sujet aura besoin d'être étudié d'une manière plus approfondie et par des personnes bien plus compétentes.

Je désire vivement que dans les travaux ultérieurs on puisse éviter deux fautes graves dont se sont rendus coupables, à un plus ou moins haut degré, tous les auteurs qui jusqu'à présent ont traité de cette matière.

Car, d'une part, on a procédé à la constatation des faits avec une légèreté et un défaut de soin qu'on ne saurait pas assez blâmer. Il en résulte que les détails relatifs aux observations de ce genre sont tellement incomplets qu'il est extrêmement difficile de se prononcer sur leur véritable valeur.

D'une autre part, on a eu le très-grand tort de se laisser dominer dans l'interprétation des faits par des idées théoriques préconçues.

J'espère que, sous ce double rapport, on se conduira à l'avenir d'une manière plus conforme aux exigences d'une science positive.

J'espère en outre que, dans les travaux ultérieurs sur ce sujet, on pourra aussi profiter largement des progrès remarquables qu'accomplissent tous les jours l'anatomie et la physiologie générales grâce aux recherches incessantes d'un grand nombre de savants infatigables, au premier rang desquels se trouve l'illustre professeur d'histologie de la Faculté de médecine de Paris.

Pour ma part, j'ai, en effet, la conviction que, lorsqu'il s'agit de la détermination de l'âge utérin d'un enfant, les caractères d'ordre histologique, c'est-à-dire les caractères fournis par le degré d'évolution des divers tissus qui constituent les principaux organes, ainsi que des éléments anatomiques qui forment les différents tissus, seraient d'une importance bien plus grande que certains caractères d'ordre purement physique, comme le poids et les dimensions.

En attendant que des travaux plus irréprochables et plus décisifs se produisent sur cette question, je crois pouvoir résumer l'état actuel de la science à son égard dans les propositions suivantes que, bien entendu, je ne considère que comme provisoires.

1. En théorie, il n'existe aucune raison sérieuse qu'on puisse faire valoir contre la possibilité de la simple superfécondation, c'est-à-dire contre la possibilité de deux fécondations successives s'accomplissant à un intervalle ne dépassant pas l'espace de deux ou trois semaines au plus.

2. Un certain nombre de faits observés chez la jument ne sauraient laisser aucun doute sur la réalité de ce phénomène dans l'espèce chevaline.

3. Il est, sinon absolument certain, au moins extrêmement probable que quelques faits observés dans l'espèce humaine doivent être interprétés de la même manière.

4. Les légères différences qu'on observe quant aux dispositions anatomiques de l'utérus entre la femme et les femelles de la plupart des autres mammifères ne sont pas de nature à exercer, sous ce rapport, une influence sensible.

5. Quant à la superfœtation proprement dite, c'est-à-dire la fécondation successive de deux ovules s'opé-

rant à des distances beaucoup plus considérables, à des distances pouvant s'élever à un nombre considérable de semaines ou même à plusieurs mois, la plupart des raisons qu'on a invoquées contre elle sont sans aucune valeur.

6. Les deux obstacles vraiment sérieux qui pourraient seuls s'y opposer sont :

a. La suspension du travail de maturation et d'élimination des ovules aussitôt après la conception, suspension qui est peut-être susceptible de souffrir des exceptions.

b. La fusion des enveloppes de l'œuf avec les parois de l'utérus, phénomène qui ne se produit que lorsque la grossesse est déjà assez avancée.

7. Un certain nombre de faits observés dans l'espèce humaine ne paraissent pas susceptibtes d'être expliqués autrement que par la superfœtation.

8. Chez quelques-unes des femmes qui ont présenté ces exemples de superfœtation, l'utérus ayant été examiné au point de vue de sa conformation, on a pu constater qu'il était ou tout à fait normal comme cela a eu lieu pour Marianne Bigaud, ou bien que les particularités qu'il présentait n'étaient pas assez prononcées pour exercer sur la production de ce phénomène une influence marquée, attendu que l'état bicorne borné au degré auquel il a été constaté à l'autopsie chez la femme de Modena et auquel on *croit* l'avoir constaté aussi au moyen de la sonde utérine chez la femme de New-York, ne saurait contribuer à faciliter le phénomène dont il s'agit.

9. Chez celles de ces femmes chez lesquelles aucune constatation n'a été faite ni de leur vivant ni après

leur mort pour s'assurer de la conformation anatomique de l'organe gestateur, rien ne nous autorise à attribuer la particularité physiologique qu'elles ont offerte à
une disposition anatomique exceptionnelle. Le doute
seul est permis.

10. La possibilité de la superfœtation étant admise,
dans l'état de conformation normale de l'appareil de
la reproduction, on peut se demander si, dans les cas
où on observe entre les enfants jumeaux une différence
assez considérable quant à leur développement, cela ne
tiendrait pas au moins *quelquefois* à ce qu'ils auraient
été conçus à des époques différentes plus ou moins
éloignées l'une de l'autre.

11. Pas plus que la simple superfécondation, la superfœtation proprement dite ne saurait être favorisée par les
légères différences de conformation que présente l'utérus des femelles de la plupart des animaux comparé à
celui de la femme.

12. Comme, d'un autre côté, il existe dans l'espèce
humaine des habitudes qui sont éminemment propres à
favoriser ce phénomène et qu'on ne rencontre pas généralement chez les autres espèces, il est permis d'en conclure que, tout bien considéré, les chances de superfœtation sont bien moins grandes chez celles-ci que chez
la première.

Dans tout ce qui précède, je n'ai envisagé la superfœtation que dans le cas de grossesse utérine. Il me
resterait par conséquent à l'étudier encore dans le cas
de grossesse uniquement extra-utérine, et dans celui
de grossesse à la fois utérine et extra-utérine. Mais je
n'aurai que bien peu de choses à dire sur ce chapitre,

de sorte que je me contente d'en faire le sujet d'un simple appendice.

On sait depuis longtemps qu'on peut quelquefois rencontrer deux produits de conception, développés tous les deux en dehors de la cavité utérine, et que, d'autres fois, il peut y en avoir un dans la cavité utérine et un autre dans l'une des trompes, ou dans la cavité péritonéale, etc. Il est donc tout naturel que pour ces deux cas aussi on se pose la question : si les deux produits proviennent de deux conceptions successives, et plus ou moins éloignées l'une de l'autre, ou bien d'une seule.

Eh bien, il y a des circonstances dans lesquelles il ne saurait y avoir de doute à cet égard ; car déjà, depuis très-longtemps aussi, on sait d'une manière indubitable que dans certains cas de grossesse extra-utérine, il peut arriver que, lorsque l'œuf a cessé de vivre, l'organisme finisse par s'habituer à la présence de ce corps inerte, devenu pour lui un corps étranger, comme il peut aussi quelquefois s'habituer à la présence d'une balle ou de n'importe quel autre corps étranger venu du dehors.

Souvent cette sorte de tolérance ne s'établit qu'après des tentatives infructueuses d'élimination, tentatives qui peuvent être plus ou moins souvent répétées et accompagnées d'accidents plus ou moins graves. Quoi qu'il en soit, on a ainsi vu des exemples de femmes qui ont pu vivre un grand nombre d'années en conservant dans leur ventre un produit de conception se trouvant dans un état de complète inertie.

Eh bien, chez quelques-unes des femmes en question, on a vu plus tard s'établir une grossesse ordinaire, laquelle a pu parcourir très-régulièrement toutes ses phases et se terminer de la manière la plus naturelle. Et, s'il en est ainsi, on comprendrait tout aussi bien qu'à la place d'une grossesse utérine, il pourrait à la rigueur s'établir dans ces conditions encore une grossesse extra-utérine.

Mais, dans l'un comme dans l'autre de ces deux cas, on aurait, à mon avis, grand tort de considérer la nouvelle grossesse comme un exemple de superfœtation, attendu que, dans ces conditions, le produit de la conception anormale antérieure ne constitue plus, en réalité, qu'un simple corps étranger, qui ne saurait opposer à une nouvelle fécondation que des obstacles d'ordre purement physique et nullement d'ordre physiologique; lequel, en un mot, ne pourrait à cet égard agir autrement qu'un corps étranger de n'importe quelle autre nature, affectant *la même situation* et présentant *les mêmes dimensions,* et surtout les *mêmes rapports avec les organes pelviens.*

Il en résulte qu'il ne pourrait être véritablement question de superfœtation que dans le cas où le produit de la première conception serait encore vivant au moment auquel s'opérerait la seconde.

Je ne m'occuperai donc que de ce dernier cas.

Eh bien, qu'est-ce que le raisonnement seul peut nous indiquer, quant à la manière suivant laquelle les choses pourraient se passer ici? Tout d'abord, il conviendrait d'établir une distinction, suivant que la première conception aurait eu pour résultat une grossesse utérine ou bien une grossesse extra-utérine.

Supposons le premier cas, c'est-à-dire celui où la première fécondation aurait donné lieu à une grossesse utérine. Il est évident que celle-ci constituera, contre la production ultérieure d'une grossesse extra-utérine, un obstacle tout aussi puissant que contre l'établissement d'une nouvelle grossesse utérine. Et, comme d'un autre côté la grossesse extra-utérine par elle-même est un phénomène heureusement très-rare, on comprend que les chances pour que cette combinaison se réalise ne pourraient en tout cas être qu'infiniment peu considérables.

Quant au second cas, c'est-à-dire celui où la première fécondation aurait eu pour résultat une grossesse extra-utérine, il est, je crois, permis de supposer que le développement d'une nouvelle grossesse rencontrerait peut-être des obstacles moins considérables que s'il s'agissait d'une grossesse utérine qui serait parvenue au même terme.

Car, d'une part, on comprend très-bien que le sperme rencontrerait moins de difficultés pour s'introduire jusque dans le voisinage de l'un des ovaires ; d'autre part, on peut se demander si la grossesse extra-utérine n'admet pas plus souvent que la grossesse utérine des exceptions quant à la suspension de la fonction d'ovulation.

Quoi qu'il puisse en être de ce dernier point, en supposant qu'une nouvelle fécondation s'établisse, celle-ci, à la rigueur, pourrait avoir pour conséquence une nouvelle grossesse extra-utérine ou bien une grossesse utérine. Les chances pour cette dernière seraient sans doute beaucoup plus considérables, en raison de la rareté extrême de la grossesse extra-utérine en général.

Voilà à peu près ce que pourrait nous dire la théorie. Maintenant l'observation, qu'est-ce qu'elle nous apprend ?

Celle-ci, je regrette de le dire, ne nous fournit que des renseignements tout à fait insignifiants. A la vérité, j'ai bien pu trouver dans les auteurs des prétendus faits intitulés : *Exemples de superfœtation dans le cas de grossesse extra-utérine*, ou bien dans le cas de *grossesse utérine et extra-utérine*.

Mais, pour ce qui concerne le dernier cas, les histoires en question se rapportent le plus souvent à des femmes, qui, conservant dans leur corps le produit d'une grossesse extra-utérine antérieure, devenue simple corps étranger, ont pu redevenir enceintes et accoucher comme si elles se trouvaient dans les conditions ordinaires; et les cas de cette nature, comme je l'ai déjà fait observer, ne méritent nullement d'être qualifiés de faits de superfœtation.

Pour ce qui concerne les quelques autres prétendus faits de superfœtation de ce genre, ils sont si vagues, si peu concluants, que, si on voulait s'en servir pour écrire l'histoire de ce sujet, on risquerait beaucoup de ne créer qu'un roman. Ce serait là une entreprise dans laquelle je ne suis nullement tenté de m'engager, d'abord parce qu'elle ne serait pas à sa place, ensuite parce que je n'ignore pas que le talent nécessaire pour des productions de littérature me fait complétement défaut.

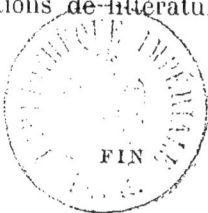

FIN

A. PARENT. imprimeur de la Faculté de Médecine, rue Mr-le-Prince, 31.

PARIS.—A. PARENT, IMPRIMEUR DE LA FACULTÉ DE MÉDECINE.

Rue Monsieur-le-Prince, 31.

www.ingramcontent.com/pod-product-compliance
Lightning Source LLC
Chambersburg PA
CBHW062025200326
41519CB00017B/4928